新建医院八件事

新医院高质量发展攻略

王 凯 徐 键 主编

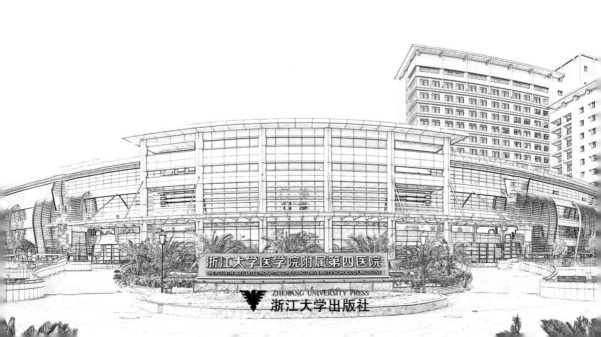

浙江大学医学院附属第四医院
THE FOURTH AFFILIATED HOSPITAL ZHEJIANG UNIVERSITY SCHOOL OF MEDICINE

ZHEJIANG UNIVERSITY PRESS
浙江大学出版社

图书在版编目（CIP）数据

新建医院八件事：新医院高质量发展攻略 / 王凯，
徐键主编. -- 杭州：浙江大学出版社，2024. 9.
ISBN 978-7-308-25424-3

Ⅰ. R197.32

中国国家版本馆 CIP 数据核字第 20243CW868 号

新建医院八件事：新医院高质量发展攻略
王　凯　徐　键　主编

策划编辑	黄娟琴
责任编辑	阮海潮
责任校对	王元新
封面设计	顾盛华
出版发行	浙江大学出版社
	（杭州市天目山路 148 号　邮政编码 310007)
	（网址：http://www.zjupress.com)
排　　版	杭州晓钟文化策划有限公司
印　　刷	杭州捷派印务有限公司
开　　本	710mm×1000mm　1/16
印　　张	15.75
字　　数	282 千
版 印 次	2024 年 9 月第 1 版　2024 年 9 月第 1 次印刷
书　　号	ISBN 978-7-308-25424-3
定　　价	110.00 元

《新建医院八件事：
新医院高质量发展攻略》

编 委 会

编　　著：浙江大学医学院附属第四医院

主　　编：王　凯　　徐　键

副 主 编：吴李鸣　　杨　巍　　胡振华　　应颂敏

　　　　　徐志豪　　周庆利　　李　伟　　唐　喆

　　　　　姚建根　　楼笑笑　　陈伟英　　郑一春

　　　　　周　玮

编　　委：（按姓氏笔画排序）

　　　　　王　芳　　韦朝阳　　毛晓敏　　方嘉佳

　　　　　叶寄星　　朱美玲　　华永杰　　刘建林

　　　　　汤国平　　李　强　　李丽燕　　杨　觅

　　　　　杨晓晖　　沈玉强　　张　金　　张力平

　　　　　张永明　　张华芳　　陈　华　　陈　星

　　　　　陈俊航　　骆小璐　　袁凤琴　　傅晶晶

　　　　　楼　霆　　楼晶晶　　楼樱红　　颜倩倩

编　　撰：周　玮　　彭凤仪　　周　瑶

序 言

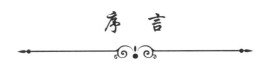

万物得其本者生，百事得其道者成。

先行优质医疗资源扩容和区域均衡布局，赓续巍巍学府"以服务为宗旨、在贡献中求发展"的使命与情怀，浙江大学和义乌市政府高瞻远瞩合作共建，浙大四院横空出世，成为全国首座落户县域的著名大学直属附属医院。

作为兄弟医院代表，我有幸参加了浙大四院的开工典礼，见证了健康梦想在这片热土上播种着床，从此与浙大四院结缘，也时刻关心关注着医院的发展。

自 2014 年 10 月开业运行，浙大四院刚满 10 岁。10 年，对一家医院而言何其年少，但其迸发的年轻活力和发展速度却让人惊喜：踏步如飞，仅用 7 年即圆梦"三甲"；金榜题名，连续 4 年"国考"跃升，跻身百强，蝉联 A+；众行致远，院士、国家杰青等人才汇聚；满载硕果，国家自然科学基金、国家重点研发计划等国家级项目数量不断攀升，浙江省科学技术进步奖一等奖、省级重点实验室取得突破。

成绩亮眼，更令人赞叹的是浙大四院立医为民的实践。医院始终秉承"求是、创新、人文、卓越"的核心价值观，集在杭兄弟附属医院优质医疗资源和专家团队之力，高起点推进临床专科内涵式建设，部分专科成为区域内品牌和龙头学科，进入浙江省前列，不断满足人民群众更高水平医疗卫生服务需求，实现"百姓就医不出市"，矢志打造"老百姓家门口的省级医院"。笃志前行、韧性生长的浙大四院成为名副其实的区域医疗高地。

在砥砺奋进中，浙大四院又逢新的历史机遇。浙江大学擘画高水平建成中国特色世界一流大学的宏伟蓝图，义乌市成为"一带一路"建设的桥头堡。校市双方持续深化合作，依托医院建设"一带一路"国际医学院。2020年12月，我接过"一带一路"国际医学院院长的聘书，从此我与浙大四院、国际医学院的事业发展紧紧相融。在义乌这块依靠"四千"精神让"鸡毛飞上天"的点石成金之地，将医疗、教育、科研有机融合，矢志打造医教研深度融合的"浙大样板"，可谓是一个完全创新的模式。任重道远，浙大四院大有可为。

10年，浙大四院人以智慧和汗水，书写历久弥新的创业史和发展史。10年，是浙大四院契合时代之需服务地方发展的里程碑，也是高质量打造一流国际医学中心的新起点。在建院10周年之际，编纂此书以全面回顾奋斗历程，总结发展经验，凝炼浙四精神，激发接续奋斗新动能十分必要、颇具意义。

作为浙江大学医疗板块最年轻的一员，希望浙大四院不忘面向人民生命健康、推进健康中国建设的初心，积极对接国家战略，在时代发展的脉动中找准坐标，在推动浙江大学迈向世界一流大学前列的新征程中展现更大作为。

愿少年浙四向着无垠的事业再启新程，逐风踏浪，沐光而行。

2024 年 9 月

前　言

　　一家新建医院，何以从无到有，脱颖而出？是什么让浙大四院屹立于时代潮头，与国家、民族、人类发展之势同频共振？浙大四院，究竟要成为一家什么样的医院？

　　自建院伊始，浙大四院的开拓者与创业者们，就得全面深化改革，立构建人类卫生健康共同体之宏德，积极思考这家新生医院如何迈开超常规发展步伐，以"后浪"追赶"前浪"。

　　2014年10月31日，由浙江大学与义乌市倾力合作的浙大四院正式开业，迈出了著名大学异地建设附属医院的新步伐。如今，这家开业仅10年的医院已成功跻身"三甲"之列，跃升为全国三级公立医院绩效考核百强，成为全国最年轻的、进步最快的A+等级公立医院。作为浙江大学第四临床医学院，也是全国最年轻的国家级住院医师规范化培训基地。

　　近年来，浙大四院以人才立院，引育院士、国家杰青等国家级人才16人；以科研强院，2021—2023年承担国家级科研项目60项，其中，国家自然科学基金项目50项，国家重点研发计划等国家级重点重大项目8项，获浙江省科学技术进步奖一等奖，获批浙江省重点实验室建设项目；医教研融合，使浙大四院综合实力快速提升，成为浙中医疗新高地。10年交出了一份令人满意的答卷。

　　战略迭代，创新赋能，在浙江大学奋力迈向世界一流大学前列的恢弘新征程中，浙江大学与义乌市合作再升级，翻开了依托浙大四院建设"一带一路"国际医学院和国际健康医学研究院的新篇章，探索"三院一体"管理新模式，着力打造卫生健康领域高质量发展的"浙大样板"。

浙大四院，承载着浙江大学服务地方求发展的重任，承载着区域百姓对医疗健康的殷切期盼，承载着全院职工的追求与梦想。浙大四院将以一个什么样的面貌来回应这些期盼？"新医改""市校合作""世界一流大学前列"这些关键词汇聚在一起，推动了浙大四院在医院管理理念和管理制度上的一系列创新。

"年轻"是浙大四院最鲜明的特色，"求是创新"是浙大四院追求卓越的优良品质。一座医院的理想与信念，不仅浓缩于书上的文字，更根植于对这片土地的热爱和勇敢笃行。

管理好医院这一庞大而又多元化的系统并非易事，需要全体医院管理者和医务工作者的共同努力。本书从人才、学科、质量安全、智慧医疗、文化、教学、科研、精细化管理八个方面，分别介绍了浙大四院作为一家年轻的医院，在高远使命愿景引领下的高效管理和高质量建设方面的一些实践路径与宝贵经验。通过此书，本院职工能够更加系统、深入地了解医院管理的方方面面，品读医院的精神内核；他山之石，可以攻玉，也希望这些实践经验，可以给广大医院管理者和医疗工作者一些启发。

本书以大量系统、翔实的事例，生动描绘了新建医院从无到有、从有到优、从优到精的历程，那些摸着石头过河的创举，那些乘风破浪的努力，全院职工齐心协力的实践，共同铸就了医院的"血脉"与"骨肉"，成就了医院的无限风采与魅力。

浙大四院不断归纳总结国内外大量医术、医德、医患等实践经验，将实践上升至理论，再应用到实践中去。书中内容有两大特点：一是系统性，从医院管理全局出发，落地各个职能科室；二是实操性，所有内容均来自实践并得到验证。

创业维艰，奋斗以成。浙大四院正驶向高质量发展的新征程。"以卓越的科研、教育和服务促进人类健康"，从来不是简单的要求和口号，而是扛在每一位浙四人肩上义不容辞的使命，是每一位医者在这片土地上对人类健康事业的不懈努力和极致追求。

怀仁心以执业，秉信仰而前瞻，建设名副其实的具有鲜明专科特色的一流大学直属附属品牌医院是浙四人时不我待的卓越目标。年轻的浙大四院正满怀少年壮志，乘风远航，创赢未来。

本书编委会

目 录

1

——人才建设「四部曲」

筑巢引凤，招贤纳士

党的二十大报告指出，坚持科技是第一生产力、人才是第一资源、创新是第一动力，深入实施科教兴国战略、人才强国战略、创新驱动发展战略。功以才成，业由才广，人才是国家建设发展过程中的强大驱动力和核心竞争力。

"栽好梧桐树，引得凤凰来"，浙江大学医学院附属第四医院（简称"浙大四院"）究竟需要什么样的人才？人才从何而来？如何构建人才梯队？如何汇聚一流人才？从"筑巢引凤栖"到"花开蝶自来"，浙大四院做出了怎样的努力？从寻求问题的答案，到探索实践和总结提升，浙大四院用人才队伍建设"四部曲"，弹奏出动人的引才旋律，书写出华丽的人才篇章。

在浙江大学"双一流"建设指引下，为确保"高起点、高标准、高水平"建设目标，顺应现代医院管理的发展方向，医院明晰发展路径，理清队伍建设思路，依托浙大平台优势，发挥地方保障机制，以汇聚一流人才、打造人才高峰为目标，在选、育、留、用上狠下功夫，千方百计挖掘人才、重视人才、培养人才。针对建设过程中对人才的不同需求，建立各层级人才的选拔和评价标准，围绕顶尖人才、领军人才、骨干人才与青年后备人才确定个性化的发展方向，以"小马过河"的求是、敢为精神，对构建医院多维人才体系做了大量的探索。

医院坚持多源人才引进政策，不拘一格，推陈出新，制定并不断完善人才政策，坚持精准引才、按需引人，同时完善人才培养机制，引育并举，提升人才队伍的数量和质量，切实做好人尽其才、才尽其用。通过完善人才保障政策、优化人才发展环境、引领人才发展路径，浙大四院探索出一套切实可行的具有本院特色的人才队伍建设机制，为每一个浙四人搭建起展示才华的舞台，让人才"走进来、留下来"，成为医院建设的核心力量和敢于攻坚的生力军。

截至2024年2月底，医院拥有院士、"长江学者"特聘教授、国家杰出青年基金获得者等国家级人才16人，各类省部级人才20人；浙江大学求是讲席教授、求是特聘教授、长聘（副）教授16人，临床高级职称人才200余人，研究员、特聘（副）研究员40余人，博士后80余人。浙大四院将不断优化人才队伍结构，调整学科布局，以海纳百川的胸怀，期待更多人才的加入。

科学谋划，谱好管才"前奏曲"

"人才"一词出自古老的《易经》"三才之道"。不同时期不同的人对人才有着不同的定义。中国古代思想家墨子定义人才的标准是"厚乎德行，辩乎言谈，博乎道术"；封建科举时代认为人才应具有"治国平天下"的能力。到了现代，人力资源管理大师戴维·尤里奇（Dave Ulrich）也提出了"人才 3C 公式"——人才＝能力（competence）× 承诺（commitment）× 贡献（contribution）；而现代管理学之父彼得·德鲁克（Peter Drucker）更将人才看作"组织唯一一项真正的资源"。

人力资源是构建新发展格局的重要依托。作为新建医院，浙大四院领导班子充分认识到人才队伍储备和建设工作的重要性、紧迫性和严峻性，明确人才工作要做到"早谋划、早准备、争先机"的思路，将人才队伍建设作为医院高质量发展的重中之重，做到统一共识，做好顶层设计，结合医院每个阶段所处的发展现状，以服务学科发展为主线，科学编制人才队伍建设规划，搭建人才梯队"金字塔"。

聚焦核心，明确医院发展战略目标

人力资源规划的制定必须依据组织的发展战略和目标，其首要前提就是服从组织整体发展战略的需要。浙大四院作为浙江大学与义乌市政府合作共建单位，承担着省级优质医疗资源下沉县域的重要任务，是加快优质医疗资源扩容和区域均衡布局的一次积极探索和大胆实践，同时作为浙江大学医学体系中第一家在异地建设的综合性大学直属附属医院，承载着建设高品质医学中心的愿景，担负起与浙江大学"一带一路"国际医学院、浙江大学国际健康医学研究院共建一流国际医学中心的重要使命。聚焦医院发展战略目标，运用 SWOT 分析法，对医院发展所处的内外部环境进行充分的研讨分析。

在清晰优劣势、发展机遇和风险的基础上，为打造与世界一流大学附属医院建设要求相适应的人才高地，医院紧扣高层次人才队伍的建设目标，围绕高水平医疗服务供给能力持续提升的需求，补强短板，壮大学科，明晰目标，分层推进。

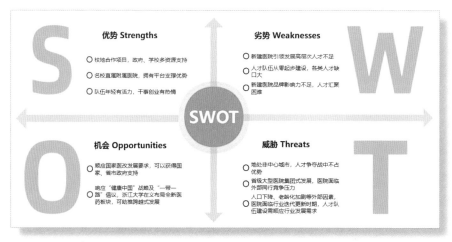

运用SWOT分析法对医院发展环境进行研讨分析

高标定位，明确人才分类分层标准

人才队伍结构大多是金字塔形的，这种结构最理想的状态是，塔尖尖、塔身壮、塔基实，且处于纵向提高、横向扩展的良性动态发展过程。医院将人才队伍分为塔尖的领军人才[1]，塔身的骨干力量，塔基的青年后备力量。塔尖上的领军人才是引领学科发展的"北斗卫星"；塔身是支撑起整座塔的主体，贯彻医院学科带头人的要求；塔基作为队伍数量最庞大的一部分，是这座塔的基石，青年后备军的力量稳了，金字塔才能够保持稳定。

---

[1] 领军人才：国家及省有关人才工程项目入选者、浙江大学求是特聘学者、临床校编人才和海内外具有与此相当学术地位和成就的专家学者，引领医院在医疗服务、学科发展、科研教学等方面跨越式发展。

真抓实干，明确系列人才引育计划

在明确各类人员需求的基础上，在制订行动计划前，浙大四院根据临床学科需求，首先对成熟骨干人才[1]按"优先保障重点学科、紧缺学科专业人才"为原则区分轻重缓急，理清了"需要补充的是急需的紧缺人才还是一般通用性技术人才？补充的人才对队伍发展是起到引领性作用的领军人才还是招即能用的中坚技术力量？"等问题。浙大四院参考美国学者史蒂芬·R. 科维（Stephen Richards Covey）的时间管理"四象限法则"，根据"重要"和"紧急"两个维度对所需的卫生人才进行分类，分为"重要且紧急的""重要但不紧急的""不重要且紧急的""不重要也不紧急的"四种类型，将主要精力用于重要事项上：重要且紧急的马上解决，重要但不紧急的制订计划解决。按照以上思路，浙大四院将"引进急诊医学科、麻醉科、超声医学诊断科、放射科、病理科等缺口严重且直接影响医疗质量的卫生人才"纳入"重要且紧急"事项，需要尽快解决、优先满足；将"卫技人才整体数量增加、素质提升、结构优化、各类人才协调发展"纳入"重要但不紧急"事项。

在明确人员分类分层标准、轻重缓急节奏的基础上，浙大四院牢固树立科学的发展观和人才观，坚定人力资源是第一资源的理念，大力实施"人才立院"战略，根据医院建设和发展的整体规划，结合国家新医改的方向和浙江省打造生命健康科创高地要求，着眼于医院长远发展和对人才的总体需求，拟定高层次人才援建计划、领军人才引进计划、学科骨干支撑计划、名校人才招聘计划、拔尖人才培育计划等系列引育计划，广开渠道、灵活引进，实行全职引进和柔性引进相结合的人才引进方式。面向全球引进高水平医教研复合型人才，重点加强高层次人才队伍建设，加强学科人才梯队建设，加强管理人才队伍建设，逐步完善引才机制、培养机制、激励机制，大力推进医院人才队伍的系统性建设。

借力推进高层次人才援建计划

作为一家新建医院，如何快速聚集一支有文化认同感的成熟医疗团队是人才队伍建设中的首要问题。浙大四院充分利用浙江大学的平台优势，抓住在杭各综合性附属医院"科对科"援建、专科医院整体援建的良好契机，借助浙江大学及其

---

[1]骨干人才：三级及以上医院成熟临床骨干人才、特聘（副）研究员和海内外具有与此相当学术地位和成就的专家学者。

在杭各附属医院人才下沉支持政策，由在杭的各大医院援建学科主任或援建医院负责人兼任浙大四院相应科室主任和学科带头人，委派相应学科副主任担任执行科主任，组建形成"学科带头人＋执行科主任＋高年资骨干"的高层次人才团队，在有限的时间内得到更多母体医院领导重视和对应科室的大力支持，形成待遇、事业、发展留人组合拳，短平快地组建一支成熟医疗专家团队，推进医院学科建设及医疗、教学、科研的协同发展，全面提升医院综合实力。

重点推进领军人才引进计划和学科骨干支撑计划

充分利用学校、地方针对高级职称人才引进与培育的优惠政策，面向世界一流大学医学中心、国内著名三甲医院或高水平大学附属医院、复旦医学排行榜排名前30的学科及全国知名专科医院，与国内外著名人才招聘网站、刊物及猎头公司等建立合作关系，广泛拓展引才渠道，大力引进医教研复合型人才和专业人才。

有序推进名校人才招聘计划和拔尖人才培育计划

浙大四院高度重视后备青年人才[1]队伍建设，一方面瞄准海内外知名高校，确立目标高校，以区域为划分，绘制重点目标高校地图，重点面向北京协和医学院、四川大学华西医学院、中南大学湘雅医学院、上海交通大学医学院、复旦大学医学院、中山大学医学院、浙江大学医学院等医学院校招聘临床人才，面向全球前50高校招聘科教人才，逐个突破，大力提升名校人才占比。"要选择最优秀的员工，时刻保持高标准""宁缺毋滥，严把质量关"，这些既是浙大四院坚持引才高标定位的表现，也是对招引高质量人才的共识。

浙大四院发展谋篇布局自人才而始。登高望远，医院站在巨人的肩膀上，必将眼望星辰，引才聚智，点亮浙中地区的医疗塔尖领航灯，为打造浙中地区医疗高地谱写一支激昂的"前奏曲"。

---

[1] 青年人才：面向国内"双一流"高校及学科博士人才及海外名校引进的人才、博士后人才。

广开贤路，弹好引才"协奏曲"

要树立强烈的人才意识，寻觅人才求贤若渴，发现人才如获至宝，举荐人才不拘一格，使用人才各尽其能。寻觅人才是新建医院首要之道，但新建医院在引才工作上面临诸多困境。医院发展初期，引领学科发展的领军人才明显不足，学科带头人团队尚未形成，高层次人才及后备优秀青年人才需求量大且迫切，但新建医院的重点学科、特色专科尚处于起步阶段，与一些成熟医院相比过于年轻，缺乏历史底蕴，外界的知名度不高，行业内认可度不高。广开贤路，拓展招聘渠道，是新建医院破解引才困境的第一突破口。

浙大四院作为一家新建医院，人才队伍从零起步，引人成为医院启航的第一步。经过筹建初期到当前快速发展期，医院从引人到引才，围绕建院目标和发展实际，全院上下凝心聚力，坚持全方位、多渠道，借可用之力全力引才，举全院之力填补人才空缺。花若盛开，芬芳自来。浙大四院聚焦高峰学科建设，全职和柔性引才并举，不拘一格引人才。

持续深化援建机制招引学科带头人

建院之初，为短平快地集聚一支符合浙江大学附属医院用人标准的成熟卫技人才队伍，在浙江大学支持下，浙大四院创新用人机制，建立与在杭附属兄弟医院间"科对科"援建、专科医院整体援建的机制。援建专家人事关系可以继续保留在派出医院，社会保险及住房公积金等仍保留在派出医院缴纳，薪资待遇等人员成本由浙大四院承担，解决援建专家的后顾之忧。同时，浙江大学给予援建人员职称晋升名额保障和干部提任优先等支持政策，为快速集聚一批重要临床骨干力量打好了坚实基础。建院初期，吸引了一批杭派临床专家、基础科研团队常驻义乌工作，推动浙大四院专科发展和学科建设。

以骨科建设为例，浙大四院骨科由浙大二院骨科援建，时任浙大二院骨科主任、骨关节外科领域泰斗级人物严世贵主任担任浙大四院骨科学科带头人。在严世贵主任的引领下，浙大四院骨科的人才培养、专科发展与浙大二院骨科实行同质化管理，科室年轻医生快速成长，学科队伍建设得到有力支撑。在学科发展上，严世贵主任亲自参与制定浙大四院骨科发展规划，布局学科发展和专科建设，推动医教研融合发展，带领浙大四院骨科短时间内成为地市级医学重点学科，逐步将浙大四院骨科打造成浙中骨科疑难危重病种诊治中心。在人才队伍建设上，严世贵主任每周亲临浙大四院，手把手指导年轻医生进行手术操作，亲自指导开展教学查房，言传身教、授业解惑，科室内多名年轻医生迅速成长。浙江大学医学硕士滕冲毕业后加入浙大四院，在严主任指导下取得博士学位，晋升为副主任医师，发表多篇高质量论文，在关节及运动医学领域崭露头角，并担任骨科副主任职务。浙江大学医学硕士黄乐怡，师从严世贵主任，毕业后也同样选择了年轻的

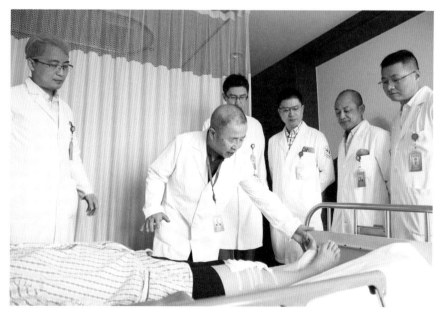

骨科学科带头人严世贵主任在教学查房

浙大四院，从初出茅庐的年轻医生，成长为如今的副主任医师，与恩师并肩作战在浙大四院骨科的"战场"上，多次收获病人馈赠的锦旗。成长路上，对黄乐怡影响最大的，便是严主任的谆谆教诲——"学医先学人，医生要不忘初心"。一个科室的发展离不开学科带头人的引领，通过"科对科"援建模式，浙大四院快速集聚了一批业内大咖，为医院高质量发展打下了基础。

建立院科两级联动引才机制汇聚成熟人才

围绕医院发展战略，浙大四院自上而下层层联动、整体协同部署落实人才建设举措，医院领导班子统一认识，书记、院长作为高层次人才引进工作第一责任人，由院领导带头引才，科室负责人主动出击，建立人才引进院科两级联动机制，积极发挥各科室负责人在人才招引中的作用，将年度引才任务纳入科室负责人目标责任书，营造以才引才的良好氛围。

在院科两级联动引才机制下，人力资源部与各临床科室紧密联动、各司其职。年度引才目标任务导向可以有力地激发科室的引才热情，科室负责人作为科室引才工作第一责任人，切实承担起引才责任，直接参与背景调查、面试考核、引才攻关等环节，大大提高了引才的精准度和成功率。

以脊柱外科为例，截至2018年底，医院仍没有一名脊柱方向的成熟骨干人才，成为制约骨科发展的瓶颈问题。人力资源部在收到一份来自新疆医科大学附属第六医院脊柱外科拥有副高职称的刘伟的简历后，迅速联动科室力量，第一时间联系骨科进行审核。骨科首先通过同行对其进行专业背景调查，了解其工作表现、业务能力、业内口碑及医德医风等情况，完成初步评估，确定其符合骨干人才基本要求，邀约进行现场面试及临床技能考核，骨科副主任滕冲亲自全程对接。

骨科专家刘伟原是新疆医科大学第六附属医院的副主任医师，受邀当天到达义乌已是深夜11点。骨科副主任滕冲亲自驾车接机，并邀其共进夜宵，在轻松愉悦的氛围下畅谈浙大四院骨科及脊柱外科发展前景，消除刘主任的陌生感和距离感，第一时间建立深厚友谊。次日，滕主任陪同刘伟参观医院和科室，介绍医院及地方风土人情，得知刘主任夫人马冬梅为麻醉副主任医师后，立即与医院麻醉科徐建红主任一起联动引才。面对刘伟关心的家庭落户问题和子女入学问题，滕主任主动联系医院相关职能部门，并顺利解决其子女入学、人才住房事项。在科室深度参与的引才机制下，医院将骨科刘伟副主任医师和麻醉科马冬梅副主任医师顺利引进。依靠这一机制，骨科成功引进多名骨干人才，脊柱外科、运动关节、创伤骨科等亚专科齐全，病人量和手术量实现了翻倍增长。

医院围绕制约业务发展的重要人才短缺问题，院领导班子带队引才。医院院长对省域内有影响力、业内口碑良好的临床医师进行遴选并亲自邀约洽谈，亲自奔波协调解决人才住房、配偶工作安置等重要问题，成功引进脊柱外科、心胸外科、普外科、超声科等领域的优秀专家，加速医院各科室临床水平的提升。

2021年引进的脊柱外科主任医师胡庆丰，尤其擅长单侧双门静脉内镜检查(unilateral biportal endoscopy，UBE)技术，自入院以来，迅速支撑科室业务发展，使得脊柱外科的业务水平和业务量在浙江省处于领先水平，为加速医院医疗业务发展、提升学科实力起到了关键性推动作用。

2020年引进的心胸外科主任医师翁贤武，从事胸外科临床、教学及科研工作20余年，年手术量超千台，技术水平省内领先，与国内先进技术同步，自入院以来多次代表医院参加国内手术直播演示，获得同道的一致赞赏和良好的教学示范效果。

还有普外科副主任医师赵忠扩、严秋亮，超声科陈建科等一系列专家的引进，对医院快速推动医疗业务发展、提升学科实力起到关键作用。

2023年5月，在医院书记、院长、分管人才工作副院长的成团式直接洽谈下，成功引进美国罗切斯特大学终身副教授、RNA医学专家李鑫教授。院内各职能

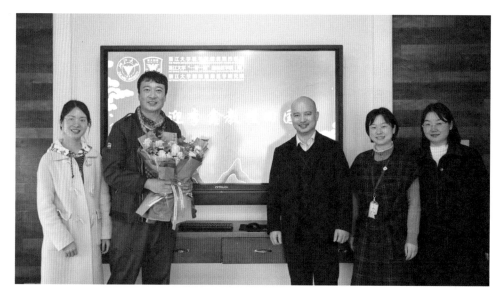

李鑫主任回国首聚

部门联动，3 个月内完成 RNA 医学中心实验室装修、办公用品采购、仪器设备购置等工作，6 个月内为其组建一支拥有 3 名特聘研究员、4 名博士后、5 名博士生、6 名科研助理的成熟、完善的国际化科研团队，团队成员来自中国、印度、巴基斯坦、尼日利亚等国家。在医院全力推荐支持下，李鑫教授顺利获批省级重大人才项目（浙江省"鲲鹏行动"计划入选者）。

作为一家新建医院，不仅只是以高薪酬吸引人才，更是将高素质的人才与优势资源相结合，在院科两级联动引才机制模式下，快速有效打造人才发展平台，持续激发人才强劲动力，以平台、事业、发展提高人才吸引力。

建立稳定的高校就业合作网络吸引青年人才

诚如潜在客户开发是商业领域决定未来的重要因素，在全国知名医学高校内扩大知名度，是新建医院人才快速汇聚的有效策略之一。浙大四院积极寻求与各高校就业指导中心的合作，由人力资源部安排专人维护高校资源，结合医院定位选出综合排名前 50 和专业排名前 10 的高校，借助高校就业指导中心网站及公众号资源优势发布医院招聘信息，保证就业季每两周一更新的频率，维持首页曝光率。

名校人才招聘采用"走出去，请进来"的双向策略。一方面，走南闯北，组织院领导、科室主任或院内优秀校友前往目标高校召开校园宣讲会，每年走进北京大学、北京协和医学院、复旦大学、上海交通大学、四川大学华西医学中心、中南大学湘雅医学院、华中科技大学等全国知名高等医学院校以及省内外护理院校招聘；另一方面，借助浙江大学及地方政府资源，召开全国名校招聘研讨会，邀请北京协和医学院、北京大学、清华大学、上海交通大学、四川大学华西医学院、中南大学湘雅医学院等知名高校的人才工作专家，齐聚义乌共谋医学人才的培育和发展，建立友谊，搭建桥梁，与高校就业指导老师一起讲好浙大四院招聘故事。

风湿免疫科副主任医师常杰，是北京协和医学院八年制博士，也是当年高考理综满分的"学霸"。在浙大四院建院之初，面对人才资源紧缺和人才竞争激烈的现状，院长、书记亲自带队，在北京协和医学院校园宣讲会上介绍医院的基本情况、建设管理理念，常杰当时就对浙大四院留下了深刻印象。后来到现场应聘时，出差在外的院长知晓后特地从外地飞回，与之面对面交谈，常杰被这份满满诚意打动并毅然决定加入医院。同时，医院得知其夫人是杭城的一名政治老师，以才引才，将其夫人周玮也一同引进医院，两人与年轻的浙大四院共同成长。常杰现已成长为一名优秀的副主任医师并且担任科室副主任一职，完成了从白衣少年到白袍名医的华丽转身，其夫人周玮也成长为一名优秀的管理者并担任党政综合部主任职务。

主动出击，拓展全球资源，引进国际人才

作为一家大学直属附属医院，需要有效组建一支符合生命健康发展的战略科技力量，积极引进具有国际化视野的高水平研究人员。浙大四院抢抓疫情开放先机，主动布局海外知名高校及科研院所，大力实施海内外联动引才举措。自 2023 年以来，院领导班子带队主动前往美国、日本、新加坡、荷兰、瑞典等地实施海外引才项目。2024 年 1 月底，由遗传医学中心主任管敏鑫教授带队，与人力资源部主任一起前往美国斯坦福大学、加州大学伯克利分校、加州大学旧金山分校及加州大学圣地亚哥分校进行校园宣讲，详细介绍学校及医院人事人才政策，博士后反响热烈，斯坦福大学 70 余名博士后参加宣讲会，邀请到 2 名博士后回国交流。自 2024 年以来，启动"一带一路"国际青年学者系列论坛，共邀请来自斯坦福大学、麻省理工学院等 12 名学者到义乌交流，参观走访并实地感受医院、医学院及研究院的建设成果，提高引才成效。

开好良方，奏好育才"变奏曲"

问渠那得清如许？为有源头活水来。医院的人才来源，大约可归纳为两类：引进外部人才与培育内部人才。引进人才是快速汇集人才的有效手段，然而要想从根本上解决人才匮乏的问题，关键还是要从人才培育着手。

人才工作，基础在培养，难点也在培养，培养人才像"自流井"，汩汩涌流、润泽原野。作为一家发展中的医院，浙大四院既需要顶尖的领军人才和学科带头人，快速填补技术空白，带动学科起飞，打响学科名气，从而带动其他相关学科发展，成为医院面向外界的一张亮丽名片，也需要培育一批中坚力量，能够围绕医疗业务发展规划及科研创新发展需求，提升区域医疗品牌声誉和核心竞争力。

头雁工程，建立领雁人才培育体系

人才是医院发展之根本，浙大四院高度重视人才自主培育，"一把手工程"推进人才发展，由院领导带头做好榜样，引领医院形成积极向上、勇争先锋、百花齐放的人才氛围。浙大四院创新性设立临床－基础双主任机制，探索建设研究型病房，建立临床人才、科研人才共查房、共组会的机制，将临床与基础高度融合，扎实推进临床研究。医院党委书记王凯教授带领团队在逐梦"大成果、大项目、大平台"的实践中，有力地推动各类人才成长，带头申报各类人才项目及奖励，于2023年获评浙江省杰出人才，入选浙江大学求是特聘医师，被聘为浙江省医学会呼吸病学分会候任主委、浙江省抗癌协会肺癌专委会候任主委，获得浙江省科学技术进步奖一等奖，打造浙江省重点实验室——全省肺癌精准诊疗重点实验室，其团队成员也成功取得省级重要人才项目，有效发挥了领头雁的作用。在一把手的引领下，院领导班子带头响应，层层落实推进人才培育工作，应颂敏副院长、林爱福副院长成功获批国家杰出青年基金项目，成为人才自主培育的里程碑。

有的放矢，建立分层分类多通道培养体系

临床人才培养方面，结合岗位分类，按医疗为主、教学为主、科研为主、临床科研并重四种类型进行引导性发展，职称晋升纳入浙江大学序列，既可晋升浙江大学的卫技系列职称，也可晋升浙江大学的教师系列职称，充分调动不同类型人才的积极性和创造性，各尽所能、各展所长，激励培养一批适应"双一流"大学附属医院建设发展的临床名医、临床名师、临床科学家。

科研人才培养方面，设立科研假，保障国家基金人才科研工作的有序开展；广开求知渠道，建立医院客座名师数据库，邀请知名专家学者来院开设各类讲座，鼓励人才参加高水平学术会议等活动，进一步拓宽知识框架和视野。落实科研成果奖励及配套政策，激励优秀青年申报各类基金、科研项目，给予一对一导师指导；组建院内临床、基础医学合作团队，邀请业内知名专家一对一地开展学科合作和科研指导，营造良好的科研创新氛围。

管理人才培养方面，结合现代医院管理要求，重点加大高素质管理人才培育工作。一方面，选送一批优秀管理骨干参加管理培训交流、出国（境）学习，先后选派多批管理人员前往清华大学、北京大学、四川大学等进修学习；另一方面，院内开设"院长论坛""行政学院"等系列课程，邀请知名管理专家来院授课，全面提升医院管理人才的综合能力，为适应现代医院管理发展要求提供强有力的管理人才保障，提升医院精细化、科学化管理水平。医院大胆启用年轻人，用心为其搭建施展才华的管理平台，如四川大学临床医学八年制博士毕业生方嘉佳、神经病学博士毕业生杨觅，中南大学临床医学七年制硕士毕业生傅晶晶、朱琳，浙江大学临床医学七年制硕士毕业生杨晓晖等一批临床人才，被选拔担任医务部、运营部、门诊部、教学部等职能部门管理职务，在实践锻炼中培养管理临床"双专"干部。

同时，设立人才培养专项经费，选拔一批具有创新能力和发展潜力的优秀人才，重点选拔和支持有潜力冲击领军人才、学科带头人的优秀人才，做到选拔有

目标、培育有保障、落地有考核，提升人才综合实力，为医院发展建立后备人才库。2021—2023 年，医院培育国家杰青 2 人、省级重大人才项目 2 人、省卫生高层次人才领军人才 1 人、创新人才 5 人、医坛新秀 5 人。人才队伍不断优化，医教研管四类人才"百花齐放"。

2022 年引进的临床博士后余梦丽（浙江大学内科学直博生）坦言，浙大四院最吸引她的地方便是"新"，这里就像有一幅画卷，在这张巨幅画作的下笔初期，能让她有机会勾勒出更饱满的图案。在临床科室的轮转培养中，在临床博士后的名额争取上，以及对科研成果的激励机制上，都能让人深切感受到医院对人才培养的重视。余梦丽博士于 2022 年 8 月入职浙大四院，现已主持国家自然科学基金青年项目 1 项，中国博士后基金面上项目 1 项，浙江大学青年医师临床专项项目 1 项，在 *Journal of Biological Chemistry* 等期刊上以第一作者发表 SCI 论文 4 篇。余梦丽博士说，学科前辈的引领、院领导的支持、完善合理的职称晋升机制和发展空间，以及"三院一体"的发展模式，让人对前景充满无限期待。

聚焦青年，建立青年人才成长成才绿色通道

随着医院的发展，中青年人才逐渐成为医院临床一线的主力军。中青年处于创造力的黄金时期，他们思想活跃，有较强的科研创新能力。加强对中青年人才的培养对于新建医院尤为重要。

浙大四院有针对性地选拔挖掘一批"思维活跃、敢于创新、潜力巨大"的优秀青年苗子进行重点栽培，助力青年人才成长，以保证高层次人才队伍持续发展、后继有人。浙大四院支持人才参加各类学术论坛、专项进修、医学继续教育、人才专题培训班等，鼓励卫技人才前往国内外知名医院进行进修学习，给予进修待遇保障，锻炼卫技人才的临床业务能力和科研创新素质，推动医院复合型人才培养，加快实施"科教兴院，人才强院"战略，促进人才工作换挡加速。引进求是讲席教授、求是特聘教授、研究员及特聘（副）研究员等教学科研并重岗人才；与美国梅奥诊所、康奈尔大学，加拿大多伦多大学、阿尔伯塔大学等十余所国际 TOP100 的大学和医院建立合作关系，鼓励支持青年医师前往国内外顶尖医疗机构进修培训，出国（境）进修学习医生占比达 69%，国际来院专家累计超 400 人次，不断深化国际合作交流。

"80 后"才俊、西安交通大学临床医学七年制硕士毕业生莫俊，毕业后入职浙大四院神经外科，通过医院国外进修培训支持政策，于 2017—2018 年派往

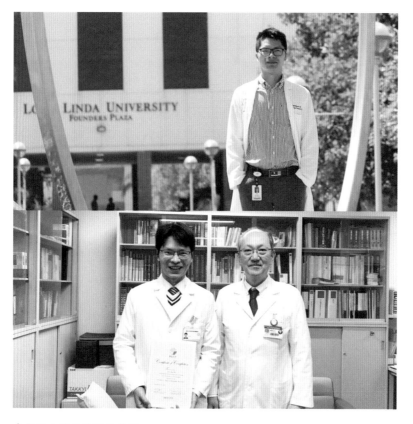

青年医生莫俊赴海外学习

美国罗马琳达大学神经科学研究中心进行访学，从事脑血管病脑损伤机制与临床应用转化相关研究、癫痫发作可穿戴设备研发，归国后主译美国经典外科学手册 *Surgical Recall*，由人民卫生出版社出版。他于 2023 年前往日本东京大学附属医院进修，主攻内镜颅底神经外科，至今已主持国家自然科学基金青年项目 1 项、地市级工业类重点项目 1 项，参与省厅级课题 4 项，在 *Redox Biology* 等期刊上发表 SCI 论文 10 余篇，顺利取得博士学位，成为一名出色的副主任医师、浙江大学硕士生导师，并担任国家自然科学基金及浙江省科学技术厅项目评审专家、浙江省医师协会神经外科分会青年委员、浙江省抗癌协会青年委员等职务，快速成长为业内医教研全面开花的新星。

王建伟主任 2021 年 12 月由浙大二院普外科全职派驻浙大四院担任普外科副主任。针对浙大四院队伍年轻的现状，他深感年轻医生亟待成长。"我们的年轻人，在国际化水平上有差距，这就需要一个学科带头人把这个天花板拔高，"王建伟说，"这里的年轻人有积极性，但是他们'望远镜的倍数'太低了，我能够看到'远方的海峡与赤道'，他们可能只能看见'最近的山川和田野'。要让他们看到，这个世界是什么样子的，要让他们知道，我们能够做到的不比别人差。"王建伟带领着他的学生，成立了浙大四院结直肠肿瘤中青年讨论团队，到多个地区和医院交流，学习其他医院的先进经验，展示浙大四院的工作成果。通过对年轻医生的重点培养，现在浙大四院普外科处理疑难病例的水平，让很多高水平医院都称赞。

正如心内科主任夏淑东所说："年轻医院从不满足于待在一亩三分地的舒适区，这里的年轻人尽管经验积累不足，但是有干劲，也敢拼，永无止境地在开拓中。"坐井观天只能有一孔之见，站在巨人的肩膀上才能眺望更邈远的天空。这正是青年人才需要的成长。浙大四院通过聚焦青年，在学科带头人的带领下，助推青年人才不断往更高处攀登，直到成为独当一面的人才。

明确导向，建立卫技岗位分类评价体系

随着国家职称改革的不断深化，结合人才发展体制机制改革，为适应新时代卫生事业对人才的需要，浙大四院于 2021 年启动卫生专业技术人员分类评价试点工作，贯彻落实"破五唯"，主要从医德医风、临床工作质与量、临床实践能力三大方面释放导向信号：一是突出"以德为先"，在党支部测评、民意测评基础上纳入医疗满意度相关数据，对投诉率、科研诚信与学术规范等指标进行统计审查。二是注重临床实践工作质量评价，将申报人员近三年来的门诊量、手术量等相关工作量指标，以及晋升周期内病历书写质量、非计划二次手术发生率、医疗赔付率、医疗执业积分等相关质量指标作为评审指标。三是强化临床实践能力评价，对晋升高级职称的临床医师开展实操考核及专家组面试，通过对内科组医师进行教学查房考核，外科组医师进行手术操作考核，引导医师加强临床技能提升，注重教学规范。通过职称晋升政策的指挥棒作用，合理引导人才培养方向，激励培养一批适应"双一流"大学附属医院建设发展的临床科学家。

浙大四院卫技岗位分类评价工作，在参照已有经验的基础上，适时合理调整，不断修订完善，针对不同岗位开展不同考核，各有标准，拒绝"一刀切"，充分体现公平原则，让专科人才回归本职，深耕专业，切实提高医疗卫生技术服务水平。以内科教学查房为例，心血管内科、呼吸与危重症医学科等诸多科室都属于内科，在查房工作上却并不相同，不能以同一套标准待之。同时，对外科医生来

说，查房并不足以体现一个高级职称医师的临床技能，而应当进行手术实操考核，并且针对不同科室，手术分级分类考核要求也并不相同。

亲身经历了卫技岗位分类评价工作的一名医生曾说："令我印象最深刻的是晋升高级职称的专家组面试环节，专家组提前了解了每个人晋升的材料，了解相关课题及研究成果，通过现场提问进行综合能力评估，择优晋升。此类面试解决了浮于表面和形式化的问题，真真切切做到了全面、公平、公正、公开，让绝大多数被考核人员都能够理解、支持和满意。一套合理的职称晋升评价体系，对我们培育人才、留住人才来说是非常重要的，我们在这里，有一个奋斗的目标，想要往上晋升，便要有的放矢，有侧重点，有明确导向。"

以考促进，建立多层次的人才考核体系

一方面为充分发挥引进人才在医疗、科研、教学、管理及学科建设中的作用，避免出现"重引进、轻管理"的现象，加强人才引进后的留、用管理工作；另一方面为调和"引进人才"与"本院人才"之间的冲突，规避"招来女婿气走儿子"的风险，医院针对不同学科（专科）、不同岗位的特点，以工作职责和业务绩效目标为核心导向，建立多层次的人才考核评价体系，以考评促进人才成长。

医院建立高级职称人员院科两级试用期满考核机制、博士后期中考核制度、特聘（副）研究员期中考核制度等各类过程评价监测制度，统筹规划，分类管理。以高级职称人员试用期满考核机制为例，强调三个注重：第一，注重规范，严格执行事业单位人员考核程序。对试用期满三个月的高级职称人员，要求撰写述职报告，并及时提出考核意见。第二，注重全面，全面了解高级职称人员履职表现。述职考评会分为个人述职、科室评价、综合评定三个环节。高级职称人员依次汇报工作，述职报告围绕各自进院以来临床、教学、科研工作的开展情况以及对未来工作的思考、目标展开，述职结束后由各科主任对考核人员进行工作情况介绍及综合评定。第三，注重跟进，不断完善高级职称人员培养体系。人力资源部持续加强对高级职称人员的关注与培养，以考核为导向和抓手，通过调研座谈、专业测评、述职考评等多举措加大管理力度，提升人才队伍素质，构建长效化、标准化、实效化人才培养体系。高级职称人员试用期满述职考评会不仅全方位展示了引进人才一定时期内的成长动态，也成功搭建了沟通和交流的平台，为医院发展不断增添内生动力。同时为了避免考核评价流于形式，强调考核结果的应用，考核结果将作为兑现薪酬待遇、续聘和解聘的重要依据。

着力培训，建立员工内训体系

医院内训是以医院战略规划和业务发展等需要为导向，面向全院员工开展的有目的、有计划地提高员工综合素养的培训项目，旨在通过一系列的培训改进员工工作与服务的动机、态度和行为，更新员工知识，开拓员工技能，打造彰显医院核心价值理念的人力资源团队。浙大四院以医院核心价值观为指导，整合现有内训资源，搭建医院内训体系架构与平台，围绕员工综合素养提升设置内训内容，围绕宏观政策、党建文化、国际视野、品质管理、精细运营等课程设置年度内训计划，组织开展具有针对性、实效性和系统性的规范化员工培训，设置学分制考核约束机制，做到培训组织、管理、督学"三个到位"，着力开发医院人力资源，提高医院运行效率，提升医院核心竞争力，切实提升员工职业道德水平和人文道德涵养，塑造爱岗敬业、尊重知识、团结协作且富有博雅情怀的"浙四人"。

新员工岗前培训是浙大四院内训工作的重中之重，是开启浙四职业生涯的第一课。在2023年度新员工岗前培训中，医院注重力度与温度双轨并行，设置"专家授袍"环节让新员工传承医志，开展以"梦想起航，青春飞扬"为主题的迎新破冰活动增温聚力，开设就医陪伴体验环节培养员工共情能力。同时邀请院长书

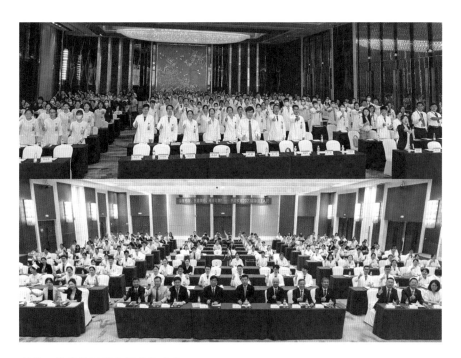

新员工岗前培训暨院领导见面会

记、本院专家、年轻医护代表进行岗前授课，内容精彩丰富，既有理论高度、思想深度，又有很强的针对性、实效性，以亲身经历让新员工领悟到书本以外的知识和价值内涵，引导新员工认识浙四、认同浙四、归属浙四，为新员工的成长注入精神"配方"。诚如一名浙四新员工在岗前培训感悟中写道："尽管先前对浙四有所耳闻，但来到浙四，我看见的一切都是新的，新的医院环境，新的科室，新的同事，浙四给我带来了太多的惊喜，证明我的选择没有错。经过岗前培训，让我感受到浙四有着雄厚的医学教学资源，亦有着先进的医疗设备，还有充满阳光朝气的医学合作团队，这一切都让我对未来充满了信心。"

一曲育才"变奏曲"，弹奏着浙大四院奔涌向前的韵律，作为最富年轻活力的省级公立医院，浙大四院正如江河奔腾东流。"一年之计，莫如树谷；十年之计，莫如树木；终身之计，莫如树人。"培养人才不是一蹴而就的，需要时间的累积、经验的积淀。浙大四院所需要的，仅仅是时间。

用心服务，唱好留才"交响曲"

人才流失是许多医院面临的问题，如何合理利用人力资源，避免人才流失，浙大四院进行了很多思考。"陈窖一开香千里，酒客云来不嫌远。"酒香不怕巷子深，制定有吸引力的人才政策，便是医院打出的旗帜与招牌。

对医院来说，顶尖人才的数量与质量，往往决定了学科发展的高度。医院想要坐拥一流的学科、一流的人才，自然也需要为员工提供一流的事业平台、一流的薪资福利、一流的发展机会。医院制定并出台一系列配套保障政策，以待遇引人，以平台育人，以事业留人。

厚植人才沃土，构建留才强磁场

作为新建医院，浙大四院内优政策、外争资源，不断优化留才环境，为各类人才提供具有竞争力的薪酬待遇。

出台保底年薪制

保底年薪制是为了解决新入职临床高级职称人才对入职初期业务量少而导致绩效低的担忧，一则有利于临床专家稳步做优个人口碑，实现换平台期的平稳过渡，二则激励临床专家提升业务量，做大个人病友群，避免年薪制带来的"躺平"现象。

出台安家费、人才过渡房等专项政策

为确保人才能够尽快在地方安家并投入工作，医院出台人才过渡房政策，为引进的具有高级职称的专家及优秀博士后备人才安排临时性过渡住房，做到拎包入住。给予一次性安家补助，用于保障生活。

设立科研启动经费等科研配套奖励

结合科研业绩基础，为热爱科研的临床医生、研究人员等各类人才提供启动经费，确保人才安心开展科研工作。设置临床学术双主任制，科室里分别设临床主任和科研主任，加强临床研究扶持。对于国家、省部级人才计划或项目，国家自然科学基金等制定奖励和配套支持政策。

发挥外部人才待遇支持

医院充分发挥政府津贴、购房补助、生活补助等人才政策，以及人才子女入学入托、配偶工作对口安置等保障政策，创造良好的人才安居环境。

在上述一系列政策保障支持下，浙大四院除大力引育临床人才外，针对现阶段相对薄弱的科研工作，着眼于国内外精准引才，以优厚的待遇吸引国际英才。医院从美国斯坦福大学、英国爱丁堡大学、德国马普生物化学研究所等世界一流大学及研究机构引进一批科研人员，投入浙大四院的科学研究事业。在给予配套待遇、科研启动经费的同时，为鼓励、帮助青年学科带头人积极申报基金和科研项目，医院聘请专家教授指导课题申报书的撰写，开展国家自然科学基金的申报培训，一对一指导解决临床和科研上碰到的问题，助其理清科研思路、完善工作基础，同时给予充足的发展空间和经费保障，促进青年学科带头人尽快适应环境并顺利开展科学研究，增强学科科研储备和发展后劲。

强化服务保障，完善人才服务体系

医院聚焦高层次人才，做好一站式服务。高层次人才队伍是医院各项资源投入的重点，是医院发展的核心竞争力。新建医院尤其需围绕高层次人才，提升服务意识，创新服务举措，优化服务环境。

建立院领导联系高层次人才制度。由院领导召集召开人才工作座谈会，关心关爱高层次人才，发挥高层次人才参与医院管理的作用。医院年度重要会议，如年中工作会议、年终总结会议等，均邀请高级职称人才代表、博士人才代表等参

会，充分体现医院对高层次人才队伍的关注和重视，营造有利于人才建言献策的良好氛围。

设立协同高效人才服务渠道。医院参照"最多跑一次"及"首诊负责制"服务理念，探索建立"人才最多找一人"服务机制，安排专人对接人才，注重对高层次人才工作、学习和生活方面的支持和帮助，及时化解难题，为高层次人才创造舒心、暖心的工作环境。曾有引进人才如此评价浙大四院："当时医院没有做过这类手术，器械都没有，我去申请时院领导给我一路开绿灯。我不在乎行政职务，只要有手术给我做，我就开心。在这里做事通畅、顺气，这是年轻医院的优势。"

举办高层次引育人才联谊会。不定期组织高层次引育人才联谊会，通过组织线上线下活动，打造人才沟通交流的良好环境，建立联络人才的桥梁纽带，迅速建立人才的主人翁意识。2020年"情满中秋，义起出发"为主题的人才联谊会、2021年"喜迎三甲盛会，共话浙四未来"为主题的人才联谊会等，都给专家人才留下了深刻的印象。在会上，院领导与人才亲切交谈，听取大家在加强临床科室间的沟通合作、提高医院知名度、加强年轻医生培养、引进高层次人才等方面的意见建议。一位专家在联谊会后题诗："月满西窗情满楼，邀星伴月创一流。"感情留人，用"心"提高医院人才的黏性，是新建医院无需花费财力就能实现的最简便高效的管理方法。

打破收入大锅饭，优化绩效分配方案

现代管理学之父彼得·德鲁克对管理进行定义的时候，第一句话就是"管理是关于人的管理"，人是管理的起点，也是终点。强化激励、用好人才，使人才能够合理分享收益，真正做好绩效管理，才能培养出高级人才。高效的绩效机制，是医院"留住人"的直观体现。

绩效考量有三个元素：具体的目标、客观的测量方法、可达成的途径。这三个元素最早由激励理论转变而来，即通过特定的方法与管理体系激发人的正确行为动机，调动人的积极性和创造性，以充分发挥人的智力效应，做出最大成绩。浙大四院开业初期的绩效模式是"大锅饭"式的，缺乏激励性和上下联动性。

2019年，时任医院院长王凯教授多次深入医院各个科室调研，发现科室间绩效差距不大，激励性不足，考核方案及标准不统一等矛盾和问题凸显。为快速突破医院试运行期的平均主义，推动医院进入发展快车道，王院长当机立断，提出必须改革，打破"大锅饭"。他亲自带队走遍在杭各附属医院，学习先进经验，取长补短，制定出一套适合浙大四院现有情况的改革方案。新的绩效方案，推翻了之前"大锅饭"的模式，成立医院绩效管理委员会和工作小组，逐步建立结合业务科室发展特点、工作量、服务质量、运行绩效、成本控制等因素的综合考核体系。按照业务量对部门进行绩效分配，侧重岗位业绩，体现多劳多得、优劳多得，并向高强度高风险高技术要求的岗位与工作倾斜。兼顾学科间平衡，建立了以激励导向、岗位分类、工作量测算为依据的薪酬体系方案和绩效奖励办法。

改革之后的绩效政策使员工的积极性得到了大幅提升。以周末门诊为例，2019 年以前周末门诊补贴固定额度，无论业务量多少都是这个数额。改革后按照周末接诊业务量计算绩效，多劳多得，医院员工的工作积极性更好地被调动起来，周末接诊量也得到大幅增长。有外科医师曾对王凯院长说："科室里的奖金只要您给我发，我肯定就敢拿，既然拿了，就肯定能翻倍地把业务量做出来。"医院打破"大锅饭"模式后的绩效政策，切实地激励了各个科室和岗位的员工，激发了创新创业的热情，使医院的业务量有了显著增长，这是一个互利双赢的举措。

绩效管理对医院而言，发挥着指挥棒的作用。医院鼓励哪些业务开展，绩效上就适当给予政策支持，员工个人收入得到提升，自然拥有更好的协同性，配合医院实施各项方针政策。

浙大四院的人才队伍，始于梦想，基于创新，成于实干。员工成长的脚步伴随着医院的发展从不停歇，未来将有更多的人才持续加入这支队伍中，一支充满活力的、有干劲的团队，将逐光而行，向阳而生。坚持人才引领发展的战略地位，走好人才自主培养之路，在全院大兴识才、爱才、敬才、用才之风，让医院成为各类人才大有可为、大有作为的沃土。

小 结

"尚贤者，政之本也"。建院 10 年，年轻的浙大四院牢固树立"重才之心"，在人才建设四部曲中积极探索、勇于改革、坚持创新。要而论之，浙大四院做到了引才有策，不断健全人才引进政策体系，发挥校市所长，广开贤路，聚天下英才而用之；育才有道，引育结合，内外统筹，强化引进人才的"输血"功能，突出本土人才的"造血"功能，促进各类人才共同发展，从而推动医院快速发展；用才有法，"天下多才，在所用之"，将人才放在最适宜的工作岗位，激活人才创造力，放手让他们施展才华、释放智慧，确保人尽其才、才尽其用、用当其时；留才有招，完善人才服务体系，建立激励的薪酬制度、创新的晋升制度、舒适的生活环境等，用心用情留住人才，营造出全院惜才爱才的浓厚氛围。以高标准定位人才、多举措引进人才、多元化培养人才、多渠道留住人才，谱写出了人才建设的华丽篇章，为新医院的人才工作提供了高质量的管理范式。

2

一箭双雕，发展基石

——学科建设『基本功』

学科建设是医院建设的重要组成部分，是医院可持续发展的基础和内在动力；学科水平是综合教学医院学术地位、临床能力、科研实力和社会影响力的体现；学科的持续发展可吸引高层次人才集聚，促进青年人才迅速成长；学科能力的不断提升能够帮助医院创建富有自身特色的品牌，在激烈的市场竞争中立于不败之地。

2021年6月4日，国务院办公厅印发《关于推动公立医院高质量发展的意见》（国办发〔2021〕18号），文件中明确提出，要以满足重大疾病临床需求为导向加强临床专科建设，以专科发展带动诊疗能力和水平提升，持续改进医疗质量管理体系和标准体系，在"双一流"建设中加强相关学科建设。根据国家战略方向，结合地区医疗发展的迫切需求，以患者需求为导向，明确学科建设的方向和规划，重点突破，以点带面，是新建医院构建优质高效医疗卫生服务体系和实现医院高质量快速发展的核心措施。为此，医院在2021年《浙江大学医学院附属第四医院"十四五"发展规划》中提出重点打造生殖医学、肿瘤医学、再生与衰老医学等全球高峰学科群；加强重点学科、重点专科、重点技术、重点人员的遴选机制建设，对呼吸与危重症医学科、普外科、妇产科、泌尿外科、心血管内科以及对其他学科有带动作用的肿瘤及其相关学科和专科、微无创技术等给予更多的扶持。加大对重点对象（学科、专科、技术和人员）的综合支持力度。坚持"高水平、国际化、研究型"的发展定位，"以卓越的科研、教育和服务促进人类健康"为使命，三院一体打造中国特色世界一流国际医学中心。

学科建设：实现梦想的桥梁

2014 年，一群来自五湖四海、志同道合的开拓者站在浙大四院的土地上，彼时的医院只是赋上"浙四"名称的建筑，而管理者最初的任务就是如何把医院顺畅地运转起来，学科建设这个医院发展的内在驱动力，存在于每个人的脑海里，却很难第一时间落实在行动中。绩效改革、科研创新、人才建设、学科群构建、资源分配都是学科建设的必要条件，然而上述几点正是一家新建医院非常欠缺的，需要在医院发展中不断建设完善。

理论走向实践

从管理学的角度，战略管理可分为"设计、实施、评估"三个阶段，该理论同样可以应用于医院的学科建设。首先，医院需要做好学科建设的顶层设计，制定总体发展规划，细化到每个学科制定的本科室发展规划。其次是实施，也就是进行具体内容的建设，这是最主要、最实际也是最考验医院耐力的过程。最后是学科建设的评价，通过评价反馈，及时调整顶层设计的战略方向。医院的管理者意识到，随着经济社会的发展，人们对健康的需求不断提高，医院必须随时调整医疗服务的内容、提高医疗服务的内涵，打造医院的品牌学科，深化医院的品牌效应。

标杆管理理论是比较适合新建医院的一种管理理论，可以作为医院学科规划的理论基础。其内容就是突破医院内部的视野局限性，对标国内高水平三甲医院，发现问题并不断提升解决问题的能力和水平。标杆管理理论五步法包括导入标杆管理、确定标杆对象、设计对标的指标体系或项目任务书、制订并实施对标计划和持续改进。作为浙江大学的第四家综合性附属医院，可以对标和借鉴的标杆兄弟医院很多，他们也非常愿意与浙大四院分享先进管理理念，输出先进医疗技术和医疗规范。

从医学技术的角度看，为了学科的快速发展，建立细化的亚专科是最有效的途径，但是为了应对更复杂、更危急的疾病，多学科协作和学科群理论被提出并广泛应用。学科群建设不仅能够促进专科技能的融合，有利于促进学科互通，更重要的是能凝聚医院的各个优势学科，实现 1+1 大于 2 的效果，在关键时刻力挽狂澜，创造医疗奇迹。

战略管理、标杆理论、学科群理论、各种学科量化指标等理论的综合运用，将学科建设从清晰的理论走向复杂的实践。

学科现状分析

作为浙江大学直属附属医院，浙大四院出身名门、目标高远，加快建设一流学科，高质量打造一流国际医学中心是必然使命。学科建设作为一项带动全局的基础性工作，既是医院发展的根本之路，也是不断满足人民群众日益增长健康需求的动能和支撑。

2020 年，浙大四院新一届领导班子基于充分调研，对标浙大其他三家综合性附属医院，指出了医院学科建设的不足。

（一）外科发展势头不足。2019 年外科手术量仅为 1.1 万多台，三四级手术占比低，成为限制医院高质量发展的最大短板。医院的优势资源（床位、空间、科研资源等）未整合、外科领军人才缺乏、医生工作积极性不足、缺乏良好有序的竞争机制严重掣肘了外科发展。

（二）部分科主任的学科建设意识淡薄。科主任对学科发展方向与规划、学科发展策略等缺乏清晰的思路，没有鲜明的学科建设特色。

（三）缺乏品牌优势学科。缺乏知名度高、技术能力强的首席专家；科研项目、成果皆乏善可陈；人才梯队建设不合理；面临巨大的外部压力和内部消耗。

（四）缺乏骨干人才。多个学科缺少具有较强发展潜力的后备学科带头人，亚专科人员配备不足，缺乏中青年骨干。

（五）缺乏基础研究资源。重点发展学科无配套实验室，无专职研究人员，科研、教学极大依赖兄弟附属医院，难以形成积累和有效的成果转化。

学科建设规划

《关于推动公立医院高质量发展的意见》指出：以省域死亡率高、外转率高的疾病为重点，强化国家级高水平医院对省级医院的技术和人才支持，加快补齐专业专科短板，提升省域诊疗能力，减少跨省就医。医院管理者清晰地认识到，学科建设规划必须响应国家的总体战略，首要目标是建设适合自身特点的重点学科，这也是提高浙大四院专业领域影响力的首要核心元素。

作为浙江大学的综合性附属医院，医院必须具备核心竞争力，学科建设要差异化发展，要有所为有所不为，形成所在区域的强大优势。遵循学科建设规律，首先建设若干个重点学科和优势学科，在医院原有包括呼吸内科、心血管内科、普外科、妇产科等在内的十余个省市级重点学科的基础上精益求精，明确学科发展方向，紧跟学科发展前沿，发展核心技术，产出重大成果，围绕医院品牌建设，提升医疗实力和学科影响力，从而打造世界一流的品牌学科。与此同时，打破学科界限，整合学科资源，重点突出医院战略病种的临床专业技术优势，建立以疾病为中心的深度融合的品牌学科群，带动其他学科健康有序发展。

在学科评估之后，医院出台了一揽子的具体政策和计划，以提高医疗质量，推动学科发展。

（一）做好顶层设计，明确发展方向。制定全院学科总体规划，做好顶层设计，以建设国际一流医学中心为目标，结合国家政策和地区发展需求，系统布局医院各学科建设方向，确定学科发展三步走方案：到 2025 年左右，培育出全国前列、全省领先的学科（专科）；到 2035 年左右，部分重点学科进入全国领先行列，成为具有专科特色的高水平、创新型、国际化医学中心；到 2050 年左右，部分优势学科进入国际先进行列，成为世界一流国际医学中心。

（二）组建人才团队，支撑学科发展。医院紧贴实际情况，瞄准专科发展建设需求，选准人才培养的目标和亚专业方向，积极推进"引进一个人才，开展一个专业，带动一个科室，发展一个学科"。同时，医院加大青年人才培养力度，建立"青年人才培训"项目，为杰出的青年人才成长提供良好的工作和生活环境。重才爱才，让青年人才不断成长进步。

（三）强化精细管理，保障学科建设。建立重点学科扶持计划，集中优势资源，重点突破，通过绩效倾斜，配套资金，人才保障，床位分配，科研资源倾斜等措施保障重点学科建设的开展。完善建立科学的质量管理体系，加强对医疗质量的监管和评估，提高医疗质量和安全水平。建立完善学科绩效考核体系，以考促建，激发学科发展的内生动力。

（四）打破学科界限，建立学科集群。突出"以病人为核心，以疾病诊疗为链条"的理念，打破传统学科界限，整合相近或相关学科，以"1+N"学科集群的方式，实现学科内部的互相补充和发展，才能集中优势学科，重点突破，打造具有国际影响力的高峰学科品牌。

学科团队：学科建设的核心竞争力

//

国家发展靠人才，民族振兴靠人才，学科建设从本质上说就是人才队伍的建设。在新建医院学科建设的征程中，高质量的人才队伍是实现高水平学科发展，提升学科核心竞争力的重要保证。浙大四院立足浙江大学直属附属医院平台，牢牢把握国家要求优质医疗资源下沉的历史性发展机遇，做好人才队伍建设的整体规划，坚持大力度创新、高标准要求、高质量育人的发展思路，为学科建设打造一支高水平、高素质的医学人才队伍。

学科带头人：头雁效应激发团队活力

"火车跑得快，全靠车头带"，学科带头人对学科建设至关重要。学科带头人不仅是一个学科的品牌和门面，是对个人成绩突出的一种肯定，也是把握学科发展方向，担负学科人才群体领导工作，带领学科开拓创新和团结协作的核心力量。作为快速发展的新建医院，非常重视学科带头人的引进和培养工作，他们很多是来自成熟医院的优秀学科带头人，有些则是在引入后和医院共同成长。

呼吸系统疾病是危害人民生命健康，严重危害人类健康的常见病、多发病，在城市和农村的死亡率均排在所有疾病的第4位，疾病负担沉重。我院呼吸学科在建院之初，业务量少、人才匮乏、创新不够、缺乏特色，距离国内高水平呼吸医疗中心建设要求有很大差距。

2019年，呼吸与危重症专家王凯教授和徐志豪教授作为呼吸学科带头人，重新谋划学科的发展，提出了高标准规划、高水平医疗、高层次科研、高素质人才、高强度投入的建设规划。学科明确了肺癌、感染、危重症、介入等亚专科方向，并明确了相关的临床亚专科负责人；设立有基础研究背景的专职科室副主任，主要负责以临床问题为导向的转化研究；引进了主任医师、特聘研究员、博士等系列高层次人才充实学科队伍。

经过 4 年多的建设，呼吸病学科综合实力快速提升，社会声誉明显提高，现已成为浙江省医学会呼吸病学分会候任主委和浙江省抗癌协会肺癌专业委员会候任主委所在单位，门诊量从 2016 年的 18861 人次增长至 2023 年的 97308 人次，出院量从 2016 年的 686 人次增长至 2023 年的 5133 人次，实现高速增长；支气管镜介入治疗稳居全省前列；同时成为中国肺癌防治联盟浙中肺结节诊疗中心、浙江省医师协会浙中肺结节专家会诊中心、中国医药教育协会肺部肿瘤专委会肺癌规范化诊疗示范基地、国家呼吸与危重症医学科（PCCM）规范化建设项目优秀单位、PCCM 专科医师规范化进修（专修）基地。

同时，学科创新性科研工作硕果累累，近 3 年来主持国家自然科学基金项目 7 项、国家自然科学基金重点项目 1 项、浙江省自然科学基金 2 项，发表论文 30 多篇，2023 年学科带头人王凯教授作为第一完成人获得了浙江省科学技术进步奖一等奖。学科获批 2022 年度浙江省临床重点专科建设项目，2024 年呼吸学科牵头的全省肺癌精准诊疗重点实验室通过评审，并获 2024 年度国家医疗服务与

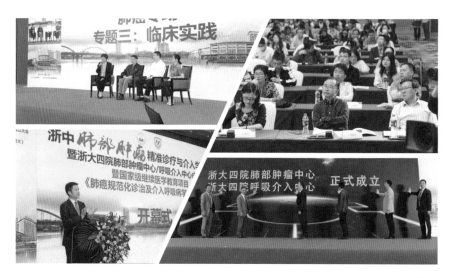

浙大四院肺部肿瘤中心和呼吸介入中心成立

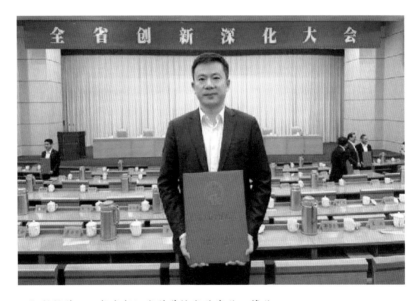

Signal Transduction and Targeted Therapy

Explore content ∨   About the journal ∨   Publish with us ∨

nature > signal transduction and targeted therapy > articles > article

Article | Open Access | Published: 01 November 2021

Mefatinib as first-line treatment of patients with advanced *EGFR*-mutant non-small-cell lung cancer: a phase Ib/II efficacy and biomarker study

Pingli Wang, Yuping Li, Dongqing lv, Lingge Yang, Liren Ding, Jianya Zhou, Wei Hong, Youfe Chen, Dongqing Zhang, Susu He, Jianying Zhou ✉ & Kai Wang ✉

Signal Transduction and Targeted Therapy 6, Article number: 374 (2021)   Cite this article

王凯教授团队的研究成果发表在*Signal Transduction and Targeted Therapy* (IF=39.3)杂志上

王凯教授获2023年度浙江省科学技术进步奖一等奖

保障能力提升项目支持（国家临床重点专科建设项目）。呼吸与危重症医学科的突破性发展，带动了心胸外科、介入医学科、放射影像科的发展。心胸外科2019年全年手术量仅为410台，2020年增长至865台，2021年更是突破了1000台，并持续稳定增长。

2017 年，徐键教授从浙江大学医学院附属妇产科医院来到浙大四院，牵头医院的妇产生殖学科建设。徐键教授注重人才培养、学科梯队建设，致力于推动妇产生殖学科的创新发展。在徐键教授的带领下，短短几年，妇产科从无到有，医、教、研全面发展，现已建成妇科、产科、生殖医学三大亚专科。妇科秉承"微无创精准诊疗、生育力功能保护"理念，设立宫腔镜中心、子宫肌瘤诊治中心，探索出如宫腔镜下冷刀手术、基于膜解剖导航的精准盆腔手术等各类创新术式，是全国妇科内镜培训基地；产科是区域内危重孕产妇救治中心，疑难危重孕产妇救治成功率区域内最高，曾成功救治三次心跳骤停、恶性心律失常、羊水栓塞等危重孕产妇；生殖医学科现有临床及科研人员 30 余名，年开展夫精人工授精技术 200 余周期，临床妊娠率 25%，处于国内先进水平。妇产科团队主持国家"十三五"科技支撑重点研发计划子课题 1 项，主持浙江省科学技术厅重大项目 1 项，获国际、国家专利十余项，发表高水平 SCI 研究论文 40 余篇，其中两篇发表于期刊 *J Med Virol*（最新影响因子 20.7），研究论文 Positive result of Sars‑Cov‑2 in faeces and sputum from discharged patients with COVID‑19 in Yiwu, China 单篇被引 55 次，徐键教授个人为享受国务院特殊津贴专家，中国妇幼保健协会生育力保护专业委员会副主任委员，获国家科学技术进步奖二等奖、全国妇幼健康科学技术进步奖一等奖、浙江省科学技术进步奖一等奖等多项奖励。目前，妇产科为金华市重点学科，同时入选 2023 年度浙江省临床重点专科项目库建设学科。

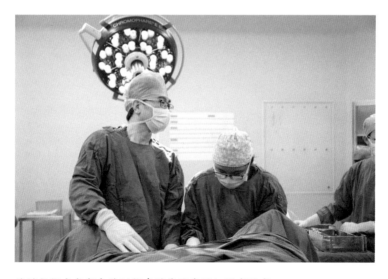

徐键教授完成浙中首例超声引导下多胎妊娠减胎术

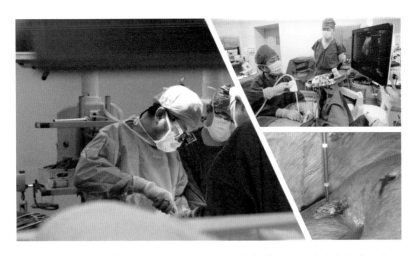

浙大四院副院长、普外科主任唐　教授开展荧光导航肝脏肿瘤射频消融术

2020 年，作为肝癌微创外科治疗领域的顶尖专家，唐喆教授来到浙大四院，担任普外科的学科带头人。他提出，普外科要以建设国家重点学科为目标，临床医疗能力达省内先进水平，亚专科齐全，学科影响力大，将消化道肿瘤的微无创治疗作为普外科的突破重点。唐喆教授带领普外科，针对转移性肝肿瘤、多发肝肿瘤、高危部位肝肿瘤开展肝脏肿瘤射频消融术，并率先开展荧光导航肝癌射频消融术，以此形成了"浙四经验"，并参与制订国家卫生健康委"肿瘤消融治疗规范"，主持建设国家卫生健康委"肿瘤消融上报系统"。同时唐喆教授还担任国家卫生健康委、中华医学会、中国医师协会肿瘤消融培训教师，培养了一批又一批的肿瘤微创治疗人才。另外，医院引进了浙大二院大肠外科王建伟主任医师，作为胃肠外科的学科带头人，浙大四院普外科学科影响力逐步扩大。

泌尿外科是一门专注于泌尿系统疾病的诊断和治疗的医学专科。随着人口老龄化和生活方式的改变，泌尿系统疾病的发病率逐年增加，区域医疗压力大，大量患者转诊至杭州等省级大医院就诊。2020 年，郑一春主任从浙大二院来到位于义乌的浙大四院，担任泌尿外科学科带头人，面临着泌尿外科一直处于博而不精、缺乏核心竞争力的状态，确定了以泌尿系肿瘤和结石、尿控疾病为主要方向，以建设国内一流、省内领先的泌尿外科学中心为目标，先后引进了主任医师 2 名、特聘研究员 1 名、博士生导师 2 名，秉持"器官功能保护最大化"和"精准诊疗"理念，在保证肿瘤完整切除的情况下尽可能保护正常组织，率先开展并积极推广无辅助零缺血免缝合肾肿瘤剜除术，该项技术处于省内领先水平；2023 年建成省内首家摩西钬激光培训基地和金华地区摩西钬激光培训中心，每年吸引众多医生来我院参观学习。泌尿外科在郑主任的带领下，修炼内功，厚积薄发，2023年门诊超65000人次，年收治住院病人4000人以上，年开展各类手术2700例次以上，学科进入2023年度浙江省临床重点专科建设项目库目录。

肾脏病学科也是医院重点打造的特色学科之一。2016年，学科带头人杨毅教授从杭州来到了义乌，作为浙大四院肾病科的学科带头人，他面临的是一支没有高级职称、平均年龄不到30岁的年轻团队。作为区域肾病学拓荒者，始终践行"给予患者规范诊疗是基本的医者仁心"的理念，推行规范化诊疗。杨毅教授带领团队在疑难危重肾病救治、尿毒症肾替代治疗、罕见病筛查诊疗及医学基础研究等方面取得一系列标志性成果，获评区域优秀重点学科，综合能力跃居省级前列，肾脏病学科也成为浙中西地区规模最大、亚专科最齐全的危重疑难肾脏病诊治中心，年服务患者超过10万例次。

亚专科建设：完善学科布局的思考

现代外科体系下，外科医生分工越来越细，国内大型外科中心都会选择一些具备发展潜力的学科进行亚专科建设和发展。2020年初，在浙大四院的外科发展规划中，亚专科建设也被提上日程。普外科、骨科、心胸外科、泌尿外科、眼科均开始亚专科建设，主要举措有开设专病门诊、设置亚专科病区和医疗组、组建亚专科人才队伍。

2019年，普外科还是传统意义上的大普外。唐喆教授接任普外科主任之后，进行大刀阔斧的改革，建立了肝胆胰综合治疗中心、消化道肿瘤微创中心、甲状腺肿瘤微创中心、乳腺癌多学科诊治中心、血管外科中心、疝与腹壁外科中心、肛肠疾病中心，指定专门的亚专科组长负责专科建设，各亚专科开始了迅速而蓬勃的发展。

以甲状腺肿瘤微创中心为例，近10年来甲状腺结节检出率不断升高，沿海城市甲状腺癌的发病率也居高不下。甲状腺外科成为浙大四院普外科建设的一个必备特色亚专科，由浙大二院甲状腺外科专家郑毅雄主任负责建设。医院在2020年开设了甲状腺专病门诊、甲状腺结节联合门诊，由甲状腺外科、超声科、内分泌科联合开展多学科门诊，一站式完成甲状腺超声检查、甲状腺外科触诊和手术评估、甲状腺功能评估，制订个性化治疗方案，方便病人的同时，也极大地提高了医疗效率。结合医院资源和自身现状，甲状腺专科制定了精准的临床路径，病

肝胆胰综合治疗中心

浙中地区首先开展无血切肝技术，完成复杂及高危区域肝肿瘤微创切除和射频消融术上万例，完成义乌地区首例腹腔镜下胰十二指肠切除术。

消化道肿瘤微创中心

拥有经验丰富的消化道肿瘤多学科诊治团队，使用微创技术联合快速康复理念治疗消化道良恶性肿瘤，浙中地区唯一胃肠道间质瘤定点处方医院。

甲状腺肿瘤微创中心

浙中首家开展微创无瘢痕甲状腺肿瘤切除术，技术能力在全国属领先水平。

乳腺癌多学科诊治中心

在乳腺癌综合治疗、保乳及乳房重建等方面拥有丰富的经验，常规开展乳腺肿瘤微创治疗。

血管外科中心

浙中地区唯一的静脉曲张射频微创诊治中心，常规开展深静脉血栓及动脉硬化闭塞性疾病的一站式治疗，承担区域内主动脉夹层动脉瘤等血管危重症的救治。

疝和腹壁外科中心

常规开展成人及儿童的各类疝气日间手术，微创腹腔镜疝修补术比例达80%以上，擅长各类巨大切口疝、腹壁疝的处理。

肛肠疾病中心

擅长直肠癌、肛管、肛周疾病的诊治，常规开展直肠癌的微创手术，复杂肛瘘切除以及各类痔的套扎、硬化剂注射治疗。

浙大四院普外科七大亚专科

人从入院、手术到出院，在48小时内完成，不仅保障了医疗质量，同时提高了医疗效率，树立了口碑，获得了社会广泛认可。浙大四院甲状腺恶性肿瘤手术量以每年超过110%的速度快速发展。

浙大四院骨科的学科带头人严世贵主任说："以前人们的观念是，这个医生很能干，很厉害，脑袋会看，脚也会看。但以现代医学的观点，这样的看法是片面的，因为术业有专攻，医生也要有自己专攻的亚专科领域。以骨科为例，骨科二级学科下有专门负责脊椎的、有专门负责创伤的、有专门负责关节的、有专门做关节置换的……"谈及这些年浙大四院学科建设的成果，严世贵主任感受最深的，还是科室亚专科分支上的细化。

医院管理层对医院发展过程中如何实现"突围"这一问题进行深刻思索之后提出了解决方案。浙大四院想要在众多医院的竞争中脱颖而出，必须依赖学科建

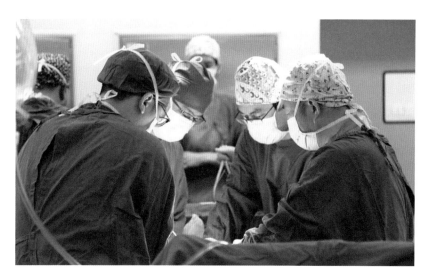

严世贵教授、何斌主任开展浙中首批导航膝关节置换手术

设的成果，在学科建设的框架下，构建医学知识体系和其他亚专科，然后进行临床管理、人才培养和临床科研。2021年，浙大四院膝关节置换手术的病人数量达到了200多例，在全省排名第11位，此后，在竞争越来越激烈的形势下，仍然稳居全省11名以内。对于一家成立十年的新医院而言，毫无疑问是一个了不起的数字。

对严世贵主任而言，未来，浙大四院骨科发展的着眼点并不在于此，而是要成为浙中地区最好的骨科医疗中心。"光有数量是不行的，别人做不了的手术，我们也要能做。"谈到浙大四院骨科未来的发展，严世贵主任笃定地给出了自己的答案。一个科室，往往也是一家医院的缩影，科室的成长与发展，也能在很大程度上，折射一家医院曾经走过的漫长道路。

培养青年骨干：插上学科腾飞的翅膀

推动学科高质量发展，离不开青年骨干队伍的有力支撑。青年人才的工作精力、创新能力都处于高峰期，是我院推进高水平学科自立自强发展的重要生力军，是推动学科发展的主力军，他们在学科带头人的引领下，用自己的青春和奋斗为学科发展插上了腾飞的翅膀。

心血管病学是浙大四院最早进入省级临床重点专科建设项目库的临床学科之一，目前有医师21人，其中高级职称9人、浙江大学博士生导师1人、硕士生导师 1 人，人才队伍整体年轻，平均年龄不到 35 周岁。在夏淑东主任的带领下，其中 5 名高级职称医师是我院培养出来的青年骨干，他们有些已经成为亚专科方向的学科带头人。李亮，医学博士，副主任医师，冠脉介入治疗亚专科带头人，从事冠脉介入治疗工作近 10 年，个人累计完成 PCI 手术量近 4000 例，擅长复杂冠脉病变的介入治疗，如钙化病变旋磨治疗、CTO 病变的处理，其中旋磨治疗手术量浙中地区领先。冯超，医学博士，主任医师，硕士生导师，心脏电生理射频消融亚专科青年骨干，从事电生理工作 5 年余，目前可独立完成各类心律失常的射频消融，年手术量 300 余台。金云鹏，医学硕士，副主任医师，从事心脏影像学的临床与科研 8 年，主要研究方向是新型超声造影剂的研制、心脏影像学……一批又一批青年骨干医师走向成熟，沿着医学前辈攀登的足迹，薪火相传，奋斗不息。

血管外科楼炎波副主任医师是建院十年来医院培养的青年骨干的典型代表。2023 年 12 月 23 日晚上，57 岁的老黄剧烈咳嗽、后背疼痛，胸口就像撕裂了一样，在外院的建议下转诊到浙大四院，经过检查，确诊老黄是主动脉夹层破裂。接到通知，休息在家的楼炎波用最快的速度赶到手术室。就在他穿上铅衣戴上手套，完成患者穿刺，建立通路，准备手术的瞬间，楼炎波发现老黄的股动脉血管突然没了搏动，老黄心搏骤停了，在团队其他成员立即启动心肺复苏的同时，手术台上的楼炎波医生全神贯注，镇定地将少量造影剂手动推入患者体内，显示屏上"冒了个烟"，出现一个朦胧的显影后，他凭借丰富的经验，以迅雷不及掩耳之势将血管支架送入理想位置，释放支架封堵夹层位置，整个过程犹如极限挑战，仅仅用了 90 秒，最终，因为这个快速而精准的动作，老黄得救了。像这样死亡率极高的疾病，医院每年有上百例，楼炎波成功处置近 70 例（其他部分病例经开放手术也得到抢救），成功率近 100%。

学科建设成果：一流团队、一流产出

在连续的组合拳之下，医院的学科建设初见成效。以普外科为例，2017—2019 年持续三年全科室床位只有 86 张，2020 年扩充至 129 张，科室员工从 11 人扩充至 32 人，其中高级职称人员增加至 20 人。手术量从 2019 年的 2890 台次增长至 2023 年的 7887 台次。浙大四院普外科已发展成为亚专科齐全、能力综合化、标准国际化的省级医疗中心，并创造了多项区域性的"首例"，如浙中地区首例无血切肝技术、首家开展微创无瘢痕甲状腺切除术，率先开展主动脉夹层腔内修复技术、颈动脉夹层手术、外翻式颈动脉内膜剥脱术；使用微创技术联合快速康复理念治疗消化道良恶性肿瘤，技术能力全国领先，多个病种实现"快速、安全、高效"为目标的日间手术治疗。

73 岁的毛阿姨是义乌义亭人，当了一辈子农民，在日积月累的劳作中，落下了病根。十多年前，她的右腿就已经无法伸直，但凡走路稍微远一点，或者上下楼梯时，膝盖就疼得厉害。到浙大四院就医检查后发现，毛阿姨的右膝患关节退行性骨关节病，伴有关节软骨损伤、半月板撕裂、周围软组织肿胀、韧带损伤，需要人工关节替换损坏的关节。这样的诊断出来之后，当下就令病人又惊又惧。但实际手术完全不如她所想那般可怕，手术由骨科严世贵主任与何斌主任医师共同主刀，借用人工智能导航系统，更加精确定位导航截骨、精准矫正胫骨股骨力线。手术历时 60 分钟，术中出血不到 80 毫升。

目前，此类便携导航仪在骨关节手术应用中并未完全普及，在浙江省内也仅仅是在少数三甲医院使用，对手术医生的要求较高，浙大四院是浙中地区唯一一家拥有该项技术的医院。新技术的广泛应用也是学科建设的一部分，在造福患者的同时，也将科室的发展和医院的进步推向一个新的高度。

量变引起质变，质变提升医院价值和社会影响力，这正是这一代浙四人所奋斗的目标。每一个学科带头人和科室骨干都形成了这样的共识：学科是医院品牌、声誉、地位得以构建的基石，打造一流团队，拥有核心竞争力，产出一流成果。2015 年，心血管内科大力开展经皮介入的各种心血管疾病的治疗，如左心耳封堵术、经皮射频消融术、冠脉支架置入术、球囊扩张术、心脏起搏器植入术成了心血管内科医生的主要技术手段，完成手术量迅速进入全省前列。神经内科医生开始涉足脑血管介入手术，在建立省级卒中中心的基础上，完成锦上添花的一笔。消化内科医生开展内镜下早癌筛查和治疗技术，2023 年 ESD/EMR/ 射频治疗已经达到了 2200 余例。呼吸内科医生开展的气管镜介入治疗例数稳居浙江省前列。光动力技术、磁导航技术也在第一时间被浙大四院占据了区域内制高点。

从初创到闻名遐迩，浙大四院以锐不可当的气势高质量发展，转眼之间，不仅仅是义乌本地及浙中地区的病人会选择这里，更有患者千里迢迢从外省慕名赶来就诊。一步步走到如今，正是依靠着浙大四院在建院初期就明确的策略：从打造自己的学科、优势专科做起。呼吸与危重症医学科、生殖医学科、普外科、泌尿外科、骨科等，都已经成为浙大四院的特色学科。浙大四院逐渐以其优势学科的光辉，向周边地区扩大影响力，并逐渐开始树立自己的品牌。

强化管理：学科建设的加速器

在现代医学技术快速发展的同时，医院管理的方式、手段也在不断向前发展，很多先进的管理理念应用于医院管理实践中，产生了良好的效果。目标管理、市场经营、文化管理、成本核算、绩效考评以及管理信息化等现代医院管理机制得到成功实践，对提高医院综合竞争力和医务人员积极性起到了良好的推动作用。

优化资源配置，为学科发展铺路搭桥

夯实基础，人才为本

衡量一个学科是否优秀有四个标准，即行业内影响力、临床业务量、培养人才力度以及是否有良好的学术科研产出。医院学科建设的主要负责人是科主任，科主任要想建设一个具有影响力的学科，首先要重视人才队伍建设，因为人才是医院学科建设的核心内容之一，是医疗、教学、科研工作的结合点。在分析外科人力资源现状的基础上，明确人才引进的方向和标准。同时，根据每个学科的发展规划，对收治病种和技术进行详细分析，在这个过程中，不断调整人才引进思路，提升外科人才队伍的整体结构和含金量。

在普外科建设发展中，针对消化道外科、血管外科技术较薄弱，人员结构不合理的现状，医院引进了浙大二院大肠外科王建伟主任医师、浙江省人民医院胃肠外科赵忠扩主任医师、浙大邵逸夫医院朱越锋主任医师。这些重量级的专家给医院带来了精湛的技术和丰富的经验，既能迅速提升团队水平，又能起到传帮带的作用，对浙大四院外科来说，是一笔不可多得的财富。

普外科赵忠扩主任到院不久，便接诊了一位罕见的"腹茧症"病人，整个小肠的肠管外覆盖了一层致密透明的腹膜样组织，像蚕蛹一样被包裹了起来，导致小肠出现了严重的梗阻。患者在其他医院接受了肠梗阻手术后 2 个月，肠梗阻复发，主要表现为腹胀、停止排气排便，见到赵主任时，病人已经 8 天无法进食了。赵主任带领手术团队，历时 7 小时，解除了梗阻。但由于病人的肠管严重僵硬水肿，难以参考以往的经验用肠梗阻导管进行肠排列，赵主任几十年的临床经验在此时发挥了作用，他用 5 根导尿管首尾相接，手工制作成柔软的肠梗阻导管，置入小肠内，发挥了支撑和导向作用，同时作为小肠造瘘管，用以供给肠内营养，一举两得。

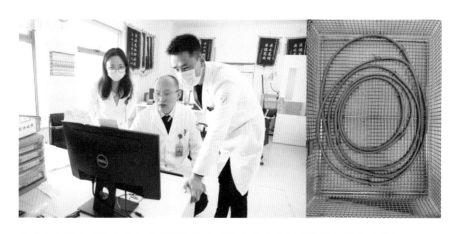

赵忠扩主任（左图中）与手术团队讨论病情及术中自制肠梗阻导管（右图）

绩效考核，激励进取

促进学科发展，需要激发员工的积极性，绩效政策发挥着指挥棒的作用。因此，在重点学科建设的同时，医院进行了绩效改革。绩效评定向外科倾斜，利用手术绩效、门诊绩效、周末手术绩效、日间手术绩效来激励外科医生积极进取，主动创新，不断提高外科技术能力。结合浙江省疾病诊断相关组（DRGs）数据，参考外科能力和重点专科能力中外科相关数据，对三四级手术进行绩效奖励，对重点专科能力提升的学科进行绩效奖励。激励学科收治疑难手术病人，把外科发展引向高、精、尖方向。

十年来，医院一直以高质量发展为首要目标，坚持和强化公益性导向，坚持创新，不断探索健全学科评价体系。通过对全院 39 个临床科室和平台科室的反复调研和协商，制订了学科绩效考核方案和具体实施目标，逐步开展临床考核工作，并通过绩效指引、薪酬改革，促进学科健康发展。考核内容包含医疗业务、医疗能力、运营效率、医疗质量等四个维度，每个科室涉及 8～20 个指标，分为月度考核、季度考核、年度和手术专项考核。指标覆盖范围广，重点突出，在临床学科发展上具有一定的指导意义和可操作性。通过指标进行实时监控和月度分析通报，对落后科室和完成度不佳的指标进行重点分析，监督管理，推进重点术种、重点项目的提质增量。

精细管理，引导方向

根据国家卫生健康委《关于推动临床专科能力建设的指导意见》和浙江省卫生健康委的要求以及医院发展规划，以 2019 年 15 个金华市重点学科为基础，大力培育和发展省级乃至国家级临床重点专科，推进优势学科发展，推动医院高质量建设发展，制定了详细的学科建设量化目标，出台了相应临床重点学科年度工作推进计划和重点专科考核责任书，以考促建，落实相关责任，加强对建设专科的支持，整合医教研等相关资源，加大建设力度，确保在建设周期内取得实效。

医院确定学科发展优先的策略，加强品牌专科建设，制订了"5+X"重点术种（病种）发展计划，分阶段重点推进甲状腺癌、肺癌、关节镜、食管癌、胃癌、大肠癌等各专科术种（病种）建设，分别设主要负责人，由各学科负责人或者亚专科负责人担当，实行负责人负责制，每周监测各专科各维度数据，并在院周会及院长办公会上进行通报，及时发现和处置存在的问题。医院对各品牌专科的发展提供必要支持，包括床位调配、手术间调配、设备及医疗器械支持等。同时，也支持各品牌专科提升学科影响力，要求各品牌专科至少每年举办 1 次以上学术会议，扩大区域影响力。

经过几年努力，我院呼吸与危重症医学科、心血管内科被纳入 2022 年度浙江省省级临床重点专科建设项目库，普外科、泌尿外科、妇产科等 3 个学科获选 2023 年度省级临床重点专科建设项目库；呼吸与危重症医学科获 2024 年度国家医疗服务与保障能力提升（医疗卫生机构能力建设）项目支持。

强化支撑，助推发展

外科学科的发展离不开麻醉、手术室、放射、超声、病理等支撑学科的发展。

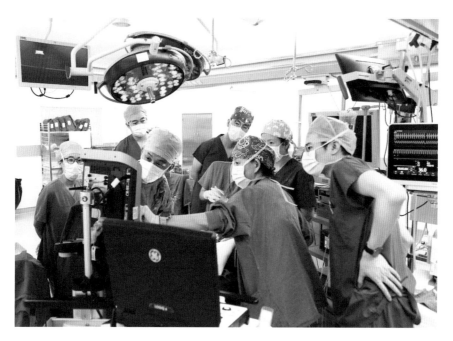

麻醉科徐建红主任带领团队对患者进行术前评估

医院大力加强支撑学科的发展，加强对支撑学科的支持力度，赋能外科学的发展。

2018年冬，张先生在浙大四院三楼的手术室等候区焦急地徘徊，他6点就起床了，今天是他父亲接受心脏手术的日子，作为一个典型的义乌商人，他推掉了今天所有的订单，和家人一起，在医院陪伴父亲。张老爷子在浙大四院诊断为三尖瓣反流，要接受心脏瓣膜置换手术。在普通人眼里，心脏手术是一个天大的事情，张先生回忆起手术前一天麻醉科徐建红主任和他的谈话，她告诉张先生浙大四院拥有优秀的体外循环麻醉团队，可以让这一切变得更加顺畅。最终，手术很成功。

浙大四院心胸外科能常规开展各类心脏搭桥和主动脉手术，离不开医院为其搭建的麻醉科、放射影像科、快速康复团队的共同努力。受益于近年外科技术和微创器械的不断进步，浙大四院心外科微创化的脚步迈得飞快，微创化理念深入人心，已经能够完成体外循环下微创瓣膜病手术、主动脉手术、冠脉旁路术等，麻醉科能提供理想的微创体外循环保障，在麻醉科徐建红主任的长期指导下，体外循环团队对微创心脏手术中可能造成心脏与其他重要脏器损伤的病理生理机制有充分的理解和认识，与心胸外科医生配合默契，实现手术体外循环的"安全性""有效性"和"前瞻性"三大基本目标。

倡导整合型医疗，提升学科服务能力

以患者为中心的多学科诊疗（MDT）模式，可以极大提升医疗服务水平，这无疑是未来医学发展的趋势。浙大四院的管理者敏锐地意识到，多学科联合诊疗对于学科发展的重要性。

以呼吸病中心为例，医院推出了肺结节多学科联合门诊，由呼吸与危重症医学科、放射科、心胸外科三名专家同时为患者提供诊疗服务，患者和家属可以在整个会诊过程中了解三方专家的意见，避免重复就诊的奔波，医师也在诊疗过程中互相借鉴和学习，提升学科间合作，增加病人对医院的信任度，既形成了对呼吸内科的协同机制，也推动了心胸外科的发展。肺部恶性肿瘤手术从 2019 年的 215 台次提升至 2021 年的超过 1000 台次，并继续保持逐年增长，同时手术效率不断提高，手术质量不断提升，肺部恶性肿瘤手术平均住院时间从 13.57 天下降至 5.01 天，居全省第二，非计划再次手术率保持较低水平，未发生死亡病例。

2020 年医院又开设了甲状腺专病门诊、甲状腺结节联合门诊，由甲状腺外科、超声科、内分泌科的 3 位医生同时为病人进行诊疗，一站式完成甲状腺超声检查、甲状腺外科触诊和手术评估、甲状腺功能评估，制订个性化治疗方案，方便病人的同时，也极大地提高了医疗效率。对于涉及神经外科相关疾病的学科，如急诊医学科、神经内科、介入科和重症医学科进行协同诊疗，既提高了诊疗效率，提升了诊疗效果，也形成了对神经外科的协同机制，使得动脉瘤的开放和介入手术得到了极大的发展。

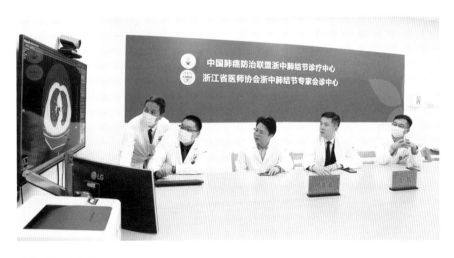

肺结节联合门诊

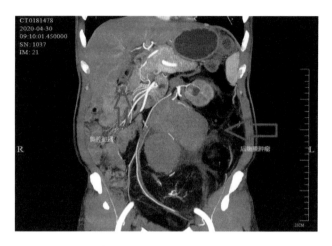

巨大的后腹膜肿瘤

多学科联合协作手术的精彩配合，数度挽救病人于危难之中。2021 年，普外科、泌尿外科、血管外科联合手术，为一位 45 岁男性成功切除了直径 45 厘米、重达 15 千克的后腹膜巨大肿瘤。该肿瘤上极毗邻胃、结肠和脾脏，内侧紧贴腹主动脉和下腔静脉，下极压迫膀胱生长，手术极具挑战性。通过术前的精心准备，术中的完美操作，手术团队成功地完整切除了整个肿瘤，术中出血仅 100 毫升，术后 1 周病人顺利出院。同年 12 月，普外科和泌尿外科联合手术，为一位直肠癌累及盆腔脏器的病人成功施行了全盆腔脏器切除术；2022 年 4 月，大肠外科和妇科联合手术，成功切除了腹腔内广泛转移的阑尾黏液性肿瘤。

这些精彩的手术案例充分说明，浙大四院在细化亚专科建设的同时，也在加强不同学科之间的合作交流，通过医院统一规划和协调，不同亚专科之间互相协作、互相融合，开展日常的病例讨论，由多个亚专科的首席专家牵头，对特定、疑难、危险、高发的疾病，成立固定或者临时的多学科诊疗团队，优化治疗效果，提升医疗服务能力。

力推效率医疗，提升学科（专科）美誉度

效率医疗是在医疗资源有限和患者需求不断增长的大背景下应运而生的一种医疗服务理念。随着人口的增长和医疗技术的进步，医疗服务需求不断攀升，然而优质医疗资源的供给却相对匮乏。浙大二院在 2020 年创新提出了"效率医疗"的概念，在公立医院综合改革的浪潮下，全面提升了服务容量、患者口碑、员工

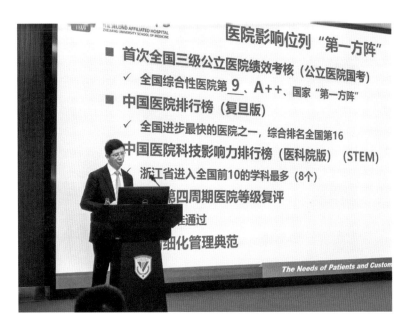

浙大二院王建安院士来我院讲授效率医疗实践经验

能力和团队士气。为最大程度满足浙中地区人民的健康需求，浙大四院向老大哥医院看齐，紧随其后开展了效率医疗改革。

全院床位统一协调

医院早在 2014 年就开设了入院准备中心，实现全院床位统一管理。2020 年更是在此基础之上，提升患者体验，以患者为中心，强化了入院准备中心的服务功能，使其具备协调全院床位、提供床位预约、院前检查、麻醉会诊等功能。医院将所有的术前检查整合至入院准备中心，患者在入院准备中心即可完成采血、心电图、超声、放射检查，还可以完成麻醉会诊和术前签字，极大地提高了外科手术术前麻醉评估率，在保障医疗安全的同时提高了医疗资源的使用效率。在合理利用床位资源的同时，入院准备中心也定期对各专科床位周转进行监控，将数据反馈至医院和临床科室。

积极实践快速康复理念

快速康复外科（ERAS）的理念在近 20 年被国内各家医院所重视。浙大四院作为一家新建综合性三甲医院也不例外，积极推进 ERAS，医院成立了快速康复外科工作小组，由医务部、护理部牵头，协同麻醉科、手术室、营养科、康复医

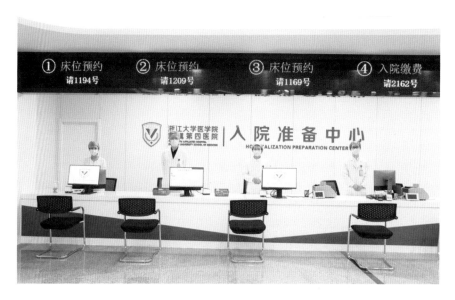

浙大四院入院准备中心

学科等科室形成多学科诊疗模式，以骨科为试点，逐步在全院推广。术前，院前团队通过开展院前检查、术前预康复，提前对患者进行术前麻醉风险、营养状况、睡眠质量等评估与干预，以缩短术前等待时间，纠正患者术前的不良状态，保障患者手术正常开展；术中，手术麻醉团队根据患者实际情况选择适宜的麻醉方式，通过为输注液体加温、患者体表加温等措施保障患者体温，通过开展微创手术、自体血回输来加强术中并发症风险管理；术后，康复营养团队通过营养干预、康复运动指导，加快患者术后进食与下地活动，进一步加强患者术后功能恢复；出院后，团队通过互联网诊疗平台，建立医务人员与患者之间的沟通纽带，线上宣教和指导患者在家康复。

通过多年的探索与实践，快速康复外科诊疗理念和诊疗模式在外科领域成功应用，择期手术患者平均术前等待时间从 2.75 天下降至 1.5 天，术后进食和下床时间明显提前，患者平均住院费用持续下降，患者满意度不断提高。

开展高水平的日间诊疗服务

伴随着医院微创外科技术的发展，2020 年，浙大四院的日间手术中心应运而生，这是微创外科和快速康复外科发展的重要标志。日间手术中心采用统一收治、统一管理的模式，纳入了 100 多种外科疾病手术，对患者进行严格的术前评估。

同时，医务部对外科医生日间手术资质进行准入管理，制定了一系列严格的管理规章制度和规范。

2023 年，浙大四院日间手术例数 9448 台，位居浙江全省第 12 位，日间手术占比 30%。医院自 2020 年推进开展日间手术以来，全院平均住院日从 7.77 天下降至 2023 年的 5.10 天，位居全省综合医院第 4 位。

每周四对于浙大四院血管外科的朱越锋主任来说，都是最为忙碌的一天。一般来说，在这一天里，他的团队需要完成 10～20 台日间手术，其中大部分是来自金华地区以外的病人，这是浙大四院血管外科日间手术室的工作常态。还有很多病人从省外乘飞机前来接受手术，这正是浙大四院静脉曲张微创日间手术的吸引力所在。做完手术就能出院，甚至还能自己开车回家，这似乎是日间手术的极致追求。

来自上海的张女士患静脉曲张多年，皮肤瘙痒和蚓样突起严重影响了她的生活质量。就医前，张女士做了大量"功课"，她从互联网和熟人的介绍中了解到，做静脉曲张微创日间手术评价最好的医生是浙大四院血管外科朱越锋主任医师，就毫不犹豫地放弃了医保报销，从上海坐高铁来义乌完成了日间手术，当天就满意而归。

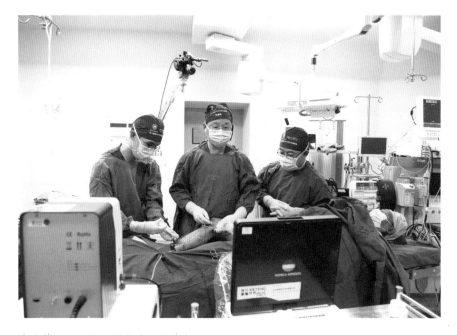

朱越锋主任施行大隐静脉日间手术

强化数智支撑，加速推进学科发展

医院的学科发展必须有强大的数字信息化支撑。医院每年投入数千万元用于信息系统的更新完善，建立了全院共享的院内局域网。医院信息系统、检验信息系统、影像储存系统、手术麻醉信息系统、临床研究系统在医院内的全面铺开建设，可以对临床医生形成强大的技术支持，提高诊断的准确率，提高手术和医疗质量。

通过数字化形成规范的随访管理，为医生提供长期管理病人的数据支撑，从中产生的数据结果，可以用于学科临床研究项目，利用大数据的方法进行分析汇总，结合国际指南或者国内专家共识，各个学科可以制订诊疗过程的标准化方案，促进学科水平的提升。

在强大信息系统的支持下，从 2021 年起，浙大四院打造省内首家移动数字医院，为 40 岁以上或长期吸烟居民免费开展肺部 CT 检查，截至 2023 年底，移动数字医院走到省内外 11 个城市，走遍义乌市 14 个镇街，187 个基层社区（村）、企业，开展公益活动 394 场，累计服务人数 2.8 万余人，筛查有高危结节者 722 人。通过移动数字医院的支持，建立了区域性肺结节筛查样本数据库，在此基础上创建了肺结节早期预警系统，并通过临床科研转化，为肺癌的早期诊断、精准分型、

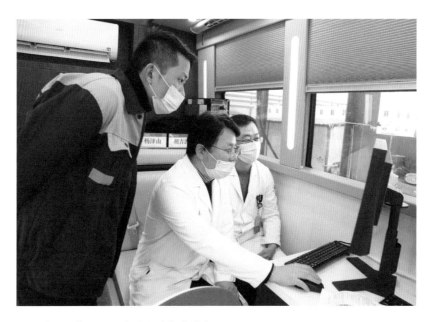

运用移动数字医院开展肺结节免费筛查

优化治疗提供了重要的支撑队列。其研究成果为临床肺癌的精准治疗提供新策略和新途径，显著提高了诊疗水平和患者的生存获益，降低因为检查、干预不及时造成不必要的公共卫生支出。该研究成果作为《肺癌技术精准诊疗关键技术创新和应用》项目的重要组成部分，被纳入《中国肺结节诊疗专家共识》，2023 年获得了浙江省科学技术进步奖一等奖，在国家肺癌规范化诊治创新研究中提供了浙四呼吸人的智慧。医院在该领域发表 SCI 论文数十篇，其中 IF ≥ 10.0 论文 5 篇，累计影响因子达 197.459，让世界听到了浙四呼吸人的声音。

学科集群：打造攀登学科高峰的发展之路

学科集群是指整合相近或相关学科，围绕疾病的系统（如神经、心血管、骨科系统），通过多学科联合诊疗，实现学科之间的相互补充和相互促进，同时真正实现以病人为中心的目标，给患者提供个体化、规范化、连续性的最优治疗方案。学科集群建设已经成为学科高峰建设的重要手段，在医院打造品牌专科，提升核心竞争力中的作用更加凸显。

十年建设路，浙大四院实现从"建起来"到"站起来"的历史性跨越。未来几年是医院从"站起来"到"强起来"的关键阶段。也正因如此，经过了医院管理者们的深思熟虑和谋篇布局，浙大四院在学科建设上，构建出了一片具有自身特色的学科集群。

呼吸病中心

医院以呼吸与危重症医学科为主体，联合心胸外科、放射科、重症医学科、麻醉科等学科，组建呼吸病中心。中心建有独立的呼吸医学中心大楼，高标准整合资源配置，集成配置空间、设备、功能，设置呼吸危重病监护病房（RICU）、肺部肿瘤病区、感染综合病区、临床研究病区、介入呼吸中心、肺功能室；配备呼吸专用 CT、超声、磁导航气管镜、超声气管镜、体外膜肺氧合（ECMO）等。

陈女士既往身体健康，半年前开始莫名其妙地发热，每次都是到附近的诊所

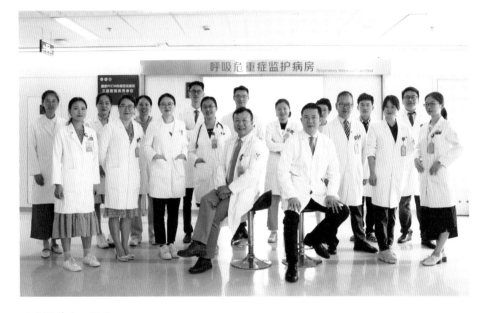

呼吸医学中心团队

挂"点滴"，烧退了又烧，总是不见好。"每两三个礼拜几乎都要烧一次，每次会烧到三十八九度，没有一点感冒的症状，烧得莫名其妙。"陈女士说每次一发烧，浑身肌肉酸痛，她却只当作"干活太辛苦""免疫力下降"。最终在家人的陪伴下，陈女士来到了浙大四院呼吸病中心就诊。经肺部 CT 检查发现陈女士的右肺下叶炎症改变，中间还有一个中空的类圆形高密度影。给予有效的抗感染治疗后陈女士的症状和血指标都在好转，但在治疗过程中，陈女士出现反复咯血，咯血量每次在 20 ～ 50 毫升，量不算多，但是均发生在坏死物质排出的过程中，不能排除破坏大血管，导致大咯血危及生命的可能。

呼吸与危重症专家王凯教授组织呼吸中心的多个学科，对陈女士的病情进行了多学科会诊。经过专家组讨论，认为陈女士肺部病灶高度怀疑异物导致，想要彻底控制咯血、消除异物带来后续的影响，必须切除含"异物"及因"异物"刺激、阻塞而致发炎的肺组织。胸外科团队为陈女士进行了胸腔镜手术，一步一步仔细游离肺部丰富的血管，最终成功切除病灶位置的肺段。病理科医生在进行切除肺段标本分析时，在 50 倍放大镜的帮助下，成功找到了罪魁祸首——疑似一小片辣椒壳，外壳硬化呈黑色。小问题，跨学科，呼吸中心坚持"以病人为中心"的理念，实现让患者"最多跑一次"。

妇产生殖中心

妇产生殖中心由妇科、产科、生殖医学科组成，旨在提供妇科疾病诊治、分娩、人工辅助生殖等服务。妇科以微创治疗及功能保护为特色，是全国妇科内镜培训基地，建设有以冷刀技术为特色的宫腔镜中心、全系列解决方案的子宫肌瘤诊治中心；产科以快速反应及多学科协作为特色，是区域内危重孕产妇救治中心；生殖医学科以生育力保护和促进为核心，以生殖内分泌、生殖外科及辅助生殖技术为特色，致力于创建浙中地区一流的生殖临床诊治及研究中心。

羊水栓塞发病进展迅速，死亡率高，是导致产妇猝死的严重的分娩期并发症。产妇于女士产后突发羊水栓塞，连续三次呼吸、心跳骤停，妇产生殖中心团队立即启动多学科诊疗，联合呼吸与危重症医学科、重症医学科、麻醉科等专家连夜会诊、抢救，并启用 ECMO，经过 5 小时的救治，产妇脱离生命危险。随后产妇历经呼吸衰竭、严重感染、心功能衰竭、弥散性血管内凝血，在经过连续 20 多天的 MDT 诊疗后，顺利 ECMO 脱机，呼吸机脱机，从 ICU 转入普通病房，最后平安出院。

张女士因多囊卵巢综合征，辗转多地治疗始终没能怀孕，在浙大四院妇产生殖中心团队的充分评估和讨论后，团队为张女士制订了促排卵治疗方案，在第二个周期治疗时，张女士成功怀孕，并确定为三胞胎。团队对三个妊娠囊的位置和大小做了评估，为降低妊娠围生期风险，减少自发性早产的可能及其他新生儿和

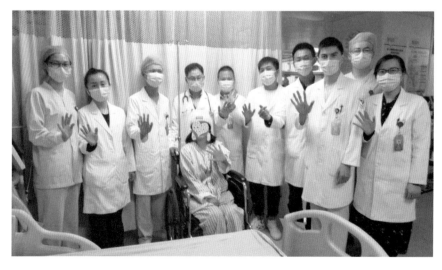

羊水栓塞产妇与救治团队合影

产科并发症的发生，与家属沟通商量一致后，徐键教授带领团队通过"多胎妊娠减胎术"减灭其中一胎，保障了"一大两小"的生命安全，最终圆了张女士做母亲的梦想。这也是浙中地区首例"减胎术"。

心脏中心

浙大四院心脏中心以心血管内科为主体，采用"1+X"的模式，整合了心脏外科、血管外科、急诊医学科、放射科、麻醉科、重症医学科等优势技术力量，着力打造以"胸痛中心"为品牌的多学科集群。

"胸痛优先"始终贯穿在急危重症的救治全流程中，心脏中心建立了以胸痛为主诉疾病谱的科学诊治模式，通过绿色通道，以最短的时间、最快的速度让病人得到合适的治疗。将院前急救、急诊、心脏中心、重症监护等相互独立又环环相扣的环节充分融合，建设一站式杂交手术室，将心脏内外科专家、介入专家汇集在一个平台上共同施展技术，挽救患者生命。

自心脏中心成立以来，完成了区域首例心脏主动脉夹层手术、冠脉搭桥手术、微创心脏瓣膜成形术、同期"肺癌＋冠脉搭桥手术"、单孔胸腔镜手术，达到了国内先进、省内领先的水平。心脏中心先后通过了国家级胸痛中心、心衰中心、高血压达标中心和房颤中心的评审。

创伤中心

创伤是当今世界各国普遍面临的一个重大卫生问题，严重创伤患者的救治能力体现医院的医疗服务水平，也是地区医疗服务质量的重要表现。医院管理者充分认识到以严重创伤救治为抓手，促进急危重症及外科团队能力提升的重要性。

2020 年开始，医院逐步建立了创伤中心的人员结构、抢救流程和创伤小组工作机制。在实际工作中不断改进严重多发伤患者创伤救治流程，每月召集所有创伤团队成员和科主任召开复盘会，医务部对严重多发伤患者救治全过程进行逐例追踪，同时利用抢救过程参与和手术跟台等方式寻找救治过程中的堵点和难点。2021 年，随着创伤救治流程多次改进，各学科团队的协同度不断加强，医院严重多发伤救治成功率明显提升。首次输血时间从大于 1 小时缩短至 25 分钟内（最短 17 分钟），外科止血时间从 2 小时缩短至 1 小时左右（最短 41 分钟），院内严重多发伤救治成功率（7 天内存活率）提升至 83%，得到了政府和社会的认可，受到了百姓的赞誉。

2023 年 8 月 9 日，4 岁的小旺仔在小区门口玩耍时不幸遭遇车祸，骨盆骨折、大血管断裂、全身失血过半、对光反应消失、腹部及左下肢完全开放性损伤……面对眼前生命随时可能被按下暂停键的急况，医院立马启动创伤中心多发伤救治流程，迅速为小旺仔进行止血、输血、纠正休克状态等处置。骨科、普外科、血管外科、泌尿外科、介入室、麻醉科、手术室、输血科等科室在急诊室内，立即开展多学科联合会诊和联合救治。泌尿外科主任郑一春、血管外科主任朱越锋、骨科创伤中心主任毛建水共同主刀，先后行骨盆开放性骨折清创、骨盆支架固定术、血管吻合术、睾丸固定术、包皮清创缝合术、皮瓣修复术等多项手术，清理修复孩子破碎的肢干。当谈起手术中的困难与挑战时，朱越锋主任表示："探查伤口发现孩子左侧股动脉、股静脉都完全断裂了，幼儿的股动脉正常直径也就 3～4 毫米，不足一粒米的长度，而碾压伤导致部分股动脉毁损，无法直接吻合，只能把临近的大隐静脉取出来当作桥血管移植，再把股动脉重建连接起来，恢复下肢的血供。每个步骤都要快速、小心、精准。当血流恢复正常后，我知道距离成功又近了一步。"在 ICU 整整住了 1 个月后，小旺仔最终顺利转入普通病房进行后续康复治疗。

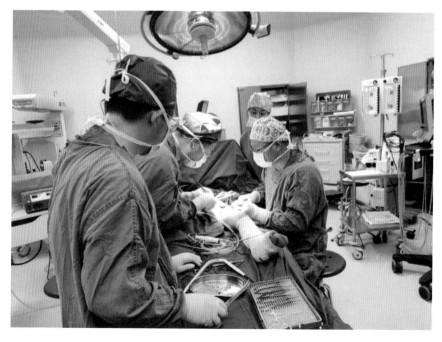

小旺仔手术现场

微创手术中心

20 世纪 80 年代末是微创手术开创新纪元的时期，以腹腔镜胆囊切除术为代表的微创技术在外科的各个领域得到广泛开展，90 年代中期微创技术进入成熟发展期。进入 21 世纪以来，微创技术作为新技术应用到各个亚专科，据美国《纽约时报》报道，在过去 20 年内，约 30% 的原本需要外科手术治疗的疾病被微创手术技术和介入治疗所代替。

泌尿外科一直处于博而不精的状态，手术能做，没有特色，没有核心竞争优势。为了快速推动泌尿外科的发展，2020 年浙大四院泌尿外科决定从病人的角度去思考，结合前沿科技创新，组建泌尿外科微创手术团队，打造学科特色。

前列腺癌患者是来到泌尿外科就诊的重要群体之一。对于这种疾病的患者们来说，他们需要的不仅仅是顺利切除肿瘤，他们更担心的是前列腺脏器能否保住，术后的尿控有没有问题，生活质量有没有影响。2021 年 11 月底，义乌本地的一位陈大伯在浙大四院被诊断为前列腺腺泡癌。泌尿外科郑一春主任从患者的实际出发，率先将纳米刀技术应用到前列腺癌领域，他联合超声医学科开展经直肠超声引导下前列腺不可逆电穿孔消融术。手术过程无切口、无出血，精准消融肿瘤细胞，无周边脏器及血管的损伤。麻醉复苏后，患者反映良好，术后几乎没有疼痛，当日便能够下床活动并且进食。

泌尿外科已建成结石、肿瘤、尿控、男科四大亚专科。科室以微创治疗为临床特色，微创手术比例已达 95%，处于省内领先水平。科室在前列腺增生 HoLEP 手术、最大化肾功能保护微创肾肿瘤手术有技术优势，处于省内领先水平。2023 年，浙大四院泌尿外科荣获"中国男性 LUTS 研究协作组示范单位"，2024 年入选浙江省省级临床重点专科建设项目。

对于消化系统疾病，传统的模式是这样的：病人门诊就诊，胃肠镜检查后如需手术，再至外科挂号就诊，安排入院治疗。医院的管理者敏锐地意识到了其中的问题，内镜下发现疾病到接受外科治疗中间存在不连续性，于是，消化微创中心应运而生。在消化微创中心，内科外科化、外科微创化的趋势得到了进一步体现。手术室的护士经常可以看到内镜医生参与外科手术的术中定位，内镜中心人员时常可以接到外科医生前来做胃肠镜的通知。一些常见的消化道肿瘤，如胃癌、大肠癌、间质瘤，接诊医生起到了类似梅奥诊所使用的召集者的作用，病人无须再四处就诊。

普外科微创外科专科团队确立了以腹腔镜结直肠癌、NOSES 手术为主，腹腔镜胃癌手术并重的发展方向。2021 年，在浙江省内结直肠外科知名教授王建伟医师的带领下，团队不断突破自我，从经典的腹腔镜辅助腹会阴联合直肠癌根治术（Miles 术）到腹腔镜超低位直肠癌根治术，从传统腹腔镜胃肠手术到 3D 腹腔镜、4K 腹腔镜下胃肠肿瘤根治术，从腹腔镜下区域淋巴结清扫到吲哚菁绿（ICG）荧光显像引导下精准淋巴结清扫，各种胃肠微创外科术式无一不涉足，团队还邀请区域内各个单位共同参与，承担了多项课题研究计划，区域学术影响力不断提高。

小　结

　　厚积薄发，扬帆起航，学科建设作为医院发展的重要战略之一和牛鼻子工程，是医疗、教学、科研三条路线的综合实践行为，体现了医院的管理水平和综合实力。统而言之，人才引进和培养始终要放在学科建设的首位，构建一个带有激励政策、约束效力的人才管理机制，确保人才团队具备极高的执行力，保证医疗规范运行，是学科持续发展的关键；做好学科建设顶层设计，重视各学科之间的密切合作关系，搭建优势学科、重点学科和支撑学科体系，重点学科带动支撑学科，帮扶普通学科，是学科建设的必经之路；重视学科的发展和进步，在人才、绩效、资源、空间、信息化保障等方面进行倾斜，推进亚专科建设，搭建多学科诊疗团队，是学科建设的重要保障；学科建设的过程中，加强精细化管理，提高医疗效率，鼓励新技术运用，精益求精，求同存异，协调和鼓励学科融合，最终一定能建成独具特色的学科或学科群。

3

——质量安全『生命线』

臻于至善，品质立院

医院，与病魔斗争的战场；医生，与死神夺人的勇士；质量，与生死羁绊的"生命线"。

医疗质量，即在现有医疗技术水平及能力、条件下，医疗机构及其医务人员在临床诊断及治疗过程中，按照职业道德及诊疗规范要求，给予患者医疗照护的程度。医疗质量管理，即按照医疗质量形成的规律和有关法律法规要求，运用现代科学管理方法，对医疗服务要素、过程和结果进行管理与控制，以实现医疗质量系统改进、持续改进的过程。

随着国家医疗卫生事业的快速崛起与高速发展，医疗质量与安全作为医院综合实力的集中体现，日益受到重视。国家卫生健康委对《医疗质量管理办法》《医疗质量安全核心制度要点》等重要医疗质量安全管理政策不断深化、细化、强化。2018年推行国家三级公立医院绩效考核，医疗质量作为四大考核模块之一，分值占比最高。

浙大四院以建设高品质医学中心为愿景，恪守医疗质量内涵，以医疗质量安全核心制度为骨架，以医疗流程关键节点管理为血脉，形成了一套浙大四院的质量控制与持续改进的制度机制。实行院科两级管理，明晰医疗流程和预案，确定质控指标、评价标准和管理要求，收集、分析医疗质量数据，定期反馈质控信息，周期性跟踪持续改进。

浙大四院以医疗质量管理的全流程、闭环式、精细化为抓手，以业务流与数据流结合为特色，通过信息化助力，在危急值管理、临床用血安全、抗菌药物使用管理、手术资质授权与监管、会诊管理等多个方面实现数智管理，为医疗质量管理提供了事前拦截/预警、事中监管/控制、事后分析/反馈等重要信息；同时，最大限度降低了人力成本，提升了数据的实时性、可及性。

医疗质量安全的改进是永无止境的漫漫征途，年轻的浙大四院以奋勇的姿态坚定前行，2019—2022年连续4年全国公立医院绩效考核获A+等级，稳居全国前5%。2021年高质量通过三甲评审，于时代洪流前激流勇进，在攻坚克难中踔厉奋发。

以规矩成"方圆"

"木受绳则直，金就砺则利。"对一家年轻医院来说，医院的质量安全管理必须做到规范化、标准化。追求质量安全的道路没有终点，尤其是在生死攸关的医疗领域。制度是实践中前人总结的经验与反思，严格遵守这些制度，则是对所有医务工作者的一场"修炼"。

美国质量管理大师菲利浦·克劳士比曾提出："产生质量的标准是预防，而不是检验和救火。"检验是在过程结束后把坏的从好的里面挑选出来，预防则发生在过程的设计阶段。制度，便是预防最好的手段。制度先行是质量安全管理的核心内容。

制度，适合自己的才是最好的

"品质立院"是浙大四院建院之初确立的办院理念。在医院建设发展过程中，提高医疗质量的核心，便是规范化管理。如何做到规范？毋庸置疑，制度体系的构建至关重要。

浙大四院有着得天独厚的优势，可以从几家浙大兄弟医院汲取养分，从国内外各大医院借鉴到许多先进的经验。然而这些规章制度，显然不能直接生搬硬套到浙大四院，"集百家之长"的制度如何在浙大四院这片土壤上生根发芽，迎来属于自己的枝繁叶茂，医院进行了大量的摸索。

2015 年，住院业务开放前期，医院需要梳理出一条患者收治流程。当时的浙大各兄弟医院存在不同的收治模式，有的采用病区管理制度，病房床位的调配使用均由病区单元负责，实行专病专科收治，优点在于专科患者集中管理与诊治；有的已设立入院准备中心，由其统筹协调全院床位，实行跨病区收治，优点在于可以使床位资源利用最大化。在专科细化不充分、专科患者数量不确定的情况下，医院最终借鉴了浙江大学医学院附属邵逸夫医院模式，实现"全院一张床"管理。

随着医院的稳步运行发展，围绕医疗质量管理、患者安全管理、质量持续改进等方面的制度建设也在逐步加强，医疗质量安全体系架构、医疗流程闭环管理、突发事件应急演练预案等深层次布局进一步优化。

向在杭兄弟医院取经学习是一条发展的快车道，然而简单地做资料的搬运工显然是不够的，大家对着卷帙浩繁的资料认真研读揣摩、标记修正，贯彻现行国家政策法规、属地规章办法，结合医院运行管理现状，努力让这些制度真正"落地"。

以全院急救制度为例，即当医院场所内人员出现危及生命的情况时，能在最短时间内获得专业医务人员的救治。如何快速发起急救事件、传达准确信息、收到清晰指令、到场及时抢救等需要流程简洁、权责清晰。参鉴几家综合性医院的

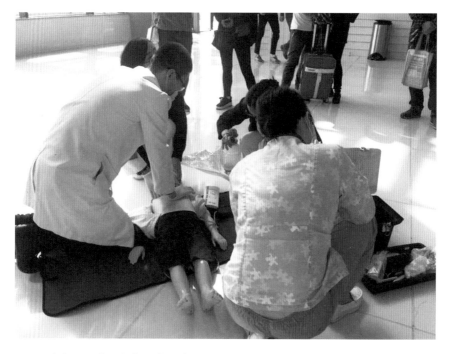

医院门诊大厅开展儿童急救（999）演练

急救制度后，浙大二院的全院急救模式在浙大四院运行的可行性最高。应急总机、全院广播、分区管理等软硬件设置在浙大四院基本都能满足，且流程简洁、清晰，即员工发现急救事件、拨打总机电话、简述代码（地点 +999），医院消防广播进行全院播报（地点 +999），负责区域的抢救小组即刻赶赴现场组织抢救。

围绕医疗质量与患者安全，医院不定期举行"111 火灾""222 反恐防暴""333 群体伤事件""666 孩童走失""999 急救"、信息系统宕机等实战演练，建立保障患者生命安全的质量安全制度和应急预案。

制度的迭代更新、流程的持续改进一直都是医疗质量管理的重心。

以"危急值报告"为例，危急值是提示患者可能处于生命危急状态的检查检验结果。临床医护人员应根据需要及时给予干预或治疗，其中如何让医生及时、准确地接收到危急值信息是关键所在。

在巡查过程中，医院发现院内原定危急值报告采用短信推送信息并要求回复"1"作为已收到危急值，但是现实中发现原有模式存在延迟与不可追溯等问题。医院当即组织内部改进小组，同时向兄弟医院学习先进做法，发现各医院的做法各不相同。如病区的危急值报告，有的通过短信发送，有的联系病区护士站，有的使用电脑弹框系统……每种方法都可以做到让临床医护人员接收到危急值，但又觉得每一种方法都还存在不足。

正当小组在讨论中几近停滞不前时，叮铃铃……"喂？医务部主任么？我们有一个病区检验危急值，短信一直没有回复，也不知道联系谁合适……"接完电话，医务部主任猛然一回神：对，电话，就是电话！所有的危急值，以电话作为第一指令通知临床医生，既可以保证第一时间通知到位，也可以确保对方第一时间收到。随即小组确定以电话通知作为危急值第一告知方式，并展开了深度讨论，确定了多个保障新流程，同时明确各部门职责，实施分工协作。

医务部修订危急值报告制度，以电话告知为第一方式，告知危急值信息后，记录对方工号以备追溯；医院信息系统（HIS）弹框提醒为第二方式，辅助临床医护人员精准获得危急值内容和患者信息。对于住院、抢救室患者，联系值班医生，对于门诊、急诊诊间患者，联系开单医生，减少中间护理环节；如无法联系上，则逐级向科主任、医务部等汇报。信息中心负责院内系统的改造升级，人力资源部负责院内员工号码的核准。经过危急值报告流程再造，次月危急值 5 分钟内报告及时率便提升至 99.88%。

在三甲评审专家的指导下，针对门诊患者的危急值管理又进行了一次改进。

原本门诊医生接到危急值通知后，联系患者并告知情况即可，后续又在门诊医生的门诊病历中追加了一栏危急值记录，且记录此信息时患者不产生挂号费用，使危急值管理闭环衔接更加紧密。

浙大四院围绕质量与安全管理，完善了一整套质量安全管理体系，创新制定了一系列符合规范要求、利于患者安全、贴合实际情况的规章制度。从医疗质量安全核心制度出发，紧抓核心制度要点，梳理院内医疗流程、关键环节和节点，完善医疗质量委员会、不良事件上报、应急救治、质控指标监控等体系功能。

2021 年的三甲评审，对建院仅 7 年的浙大四院是场大考。在一次又一次的乘风破浪中，医院的制度建设日臻完善。从浙大体系"借鉴"来的经验种子，唯有在这片土壤里开出自己的花朵，才能获得大家的认同。

符合规范的行医才是最佳的

医院质量安全管理的内容庞大而驳杂，然而所有的制度构建，其实都只有一个核心目标，那就是医疗行为的规范性。

通过一系列制度的出台，督促和改变全院职工的思维模式及行为方式，唯有让遵守制度变成工作习惯，形成内化于心的安全理念，外化于形的行为规范，才能在临床中第一时间发现问题，将医疗风险控制于萌芽之中。

病历书写规范制度、手术安全核查制度、临床用血制度、抗菌药物使用管理制度、查对制度等医疗质量安全管理制度的形成与发布执行，定期考核与督查，都发挥着规范员工行为的作用。然而约束与提醒、甚至奖惩扣罚力度的不足，易导致制度红线的越界。于是，医疗执业积分管理制度应运而生。

医疗执业积分管理制度的灵感源自驾驶证积分管理，采取累计记分制度，以一年为一个周期，总计12分，一旦发生不良执业行为的，对应情形、危害程度扣分，共分 12 分、6 分、4 分、2 分、1 分、0.5 分六个档次，囊括"零容忍"行为、执业许可、公共卫生安全、医德医风、医疗安全、医疗质量等违反医疗行为的各项细则。

将医疗行为规范进行"交规"式管理，行医如行车，积分制度如同驾驶证的12 分制，无论是闯红灯、超速还是违规变道，任何违反交通规则的行为都要受到相应处罚，绝不因错小而轻易放过。以患者至上为核心精神，一旦发生不良行为，必须秉持扣分的"零容忍"原则，必要时甚至停手术、停门诊，让全院医务人员在短时间内树立起警醒意识。

积分制度实行动态管理，医务部结合医院发展持续进行修改和补充，使其更适应浙大四院的运行现状。最新修订的细则规定，每年累计记分达 12 分，全院通报批评，医疗组长停资格三个月，其他医师暂停执业，脱岗到医患办工作 3 个月，报医院人力资源部和监察内审室。2023 年增设院感绩效考核指标，在临床科室、护理单元、医技科室月度质量奖中设置院感考核指标，若触及一票否决项或必达标项未达标，则无论业务指标是否达标，当月质量奖绩效取消，不予发放。

如今，经历过等级医院评审的浙大四院，质量安全规范性的理念已经深深植入每一个医务工作者的心中。无论是临床一线的医生、护士，还是教学、科研、行政、后勤保障等各个部门的员工，标准化的医疗行为、安全且高效的医疗服务、精细化管理的品质提升已深入人心。

没有规矩，不成方圆；不以六律，不能正五音。质量安全管理不仅仅需要系统的组织架构和先进的管理工具，更要有零容忍的态度、患者至上的精神和敢于攻坚克难的勇气。

建立质量管理体系

没有量的质是空中楼阁，没有质的量是有害垃圾。任何事物都是质与量的统一，没有无量之质，也没有无质之量。"质"以制度规范，"量"以效率见长，浙大四院特色质量安全管理体系的建立，正是规范化与高效率的结合。

传统思维模式有时就像一把无形的枷锁，任何大刀阔斧的革新都显得步履维艰。浙大四院充分利用新建医院在创新性思维上的后发性优势，加强大数据云平台的建设，建立起基于信息化的医疗质量全流程监测体系，建立起全流程、闭环式、精细化的管理体系。

架构，质量管理的基石

浙大四院自建院始，便在医疗质量安全管理上下足功夫，建立健全医疗质量安全管理体系架构，在院级层面建立主要领导牵头、业务副院长负主责，质量管理办公室（质管办）为秘书单位，在科室层面由科主任牵头，质管员专项负责的院科两级质量管理体系。由医院质量和安全管理委员会、职能部门、临床科室搭建完整的决策、管理、执行架构。

医院质量与安全管理委员会定期召开会议，部署年度医疗质量安全指标及目标，主要参考国家医疗质量安全改进目标、三级公立医院绩效考核、国家质控中心标准等；科室质量与安全管理小组除院级层面相关指标外，需结合各专科学（协）

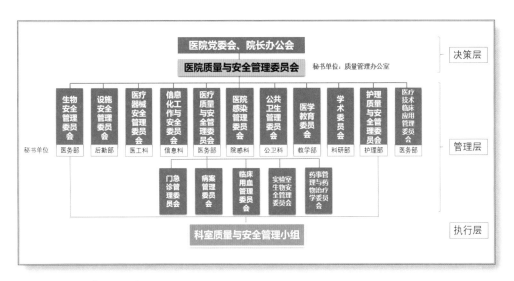

医疗质量安全管理体系架构

会标准、质控要求、科内实际问题等，确定科内医疗质量安全指标及目标，报秘书单位备案并常规监测。质管办和职能部门负责院级指标的落实或监督管理，负责科级指标制定的指导和监督落实。

质管办对科室质管员实行网格化分片管理。一名职能部门科员对接几个临床科室，行政部门人员深入临床一线学习，丰富专科知识。科室质管员定期参加职能部门培训，强化质量管理工具学习，提升持续改进能力，培养临床管理复合型人才。针对科室持续改进中遇到的难点、堵点，质管办组织相关科室共同参与研讨，增加科间协作能力和团队精神。

医院建立"数据指标监控系统"，实现各项指标数据收集和平台化监管。质管办对指标设立时的定义、统计规则、目标值、采集人员、汇报时间等内容进行实时审阅及项目指导，对于过程中发生的指标异常等情况进行及时预警和干预，形成质控指标的闭环管理。

在医疗质量持续改进过程中，浙大四院结合各临床、医技科室的特点，紧盯关键环节进行目标管理，运用疾病诊断相关组（DRG）、关键绩效指标（KPI）等载体和工具，不断优化关键效率指标。在护理质量管理过程中，护理部采用四分位法，运用质量指标数据智能仪表盘（Dashboard），使临床护士能够及时掌握科室的质量指标管理状态。PDCA 循环是质量管理的基本工作方法，将质量管理分为四个阶段，即计划 (Plan)、执行 (Do)、检查 (Check) 和处理 (Act)，发现问题、制订计划、执行计划，再回过头来检查解决的结果，总结成功或失败的经验与教训，如此周而复始，实现质量的持续改进。

医疗质量管理大致可以分为对人的行为的管理和对病历的管理，而对病历的管理也是对人行为管理的一个体现，通过信息化的医务管理系统来监控、监测、督查、纠正，最后形成闭环管理。

以病历管理为例，病历首页填写的规范性，决定着原始数据的准确性。医院要对总共 126 项大大小小的内容进行数据采集，与诊断相关的内容绝对不能出错，它关系着医生对患者的疾病诊断的正确性，也关系着手术台上的每一个精细操作，与病人的生命安全息息相关。对医院来说，建立起病历管理标准和规范，是一项极为庞大繁杂的工作。尽管一开始工作繁杂而琐碎，然而将这套体系搭建完善之后，获得的效益是巨大的。规范化、标准化的病历首页数据上传后，大大提高了病历准确率，提高了医护人员的工作效率，这不仅是对病人负责，也减轻了医护人员后续的工作量。医院乙级病历抽查结果显示，不合格病历数量有了极大下降。

2019 年 4 月末，医院获悉国家要开展三级公立医院绩效考核，填报截止时间是 5 月 1 日，时间紧、任务重，若是没有提前做好病历首页的数据信息梳理，这便是一项不可能完成的任务。这次，医务部打了一场有准备的仗，在 4 月 30 日按时将信息全部填报、上传完成，为浙大四院进入全国公立医院绩效考核排行榜做好扎实的基础性工作。

医院的病历质量管理在全流程的数据监测下，同时辅以定期抽查，结合医疗积分管理制度和绩效管理，给每一位医务工作者拉起准绳，形成临床科室和职能部门的互动和反馈机制，成效巨大。

闭环，质量管理的要素

以手术管理为例，手术常规伴随着医疗风险，每个手术的精细化管理都事关每位患者的身体健康和生命安全。医院围绕手术管理，借助信息化平台，结合术前审批授权、术中过程监督、术后质量分析等要求，通过全流程、闭环式、精细化、精准点的分析设计管理流程。

在术前审批授权环节，按照《医疗技术临床应用管理办法》《手术分级管理制度》等要求，将各项手术明确分级，结合前期临床医师的个人能力、开展例数、手术情况等，经科室讨论、医疗技术临床应用管理委员会审议，准入授权。如无手术授权，医生无法开具相应手术的手术通知单。

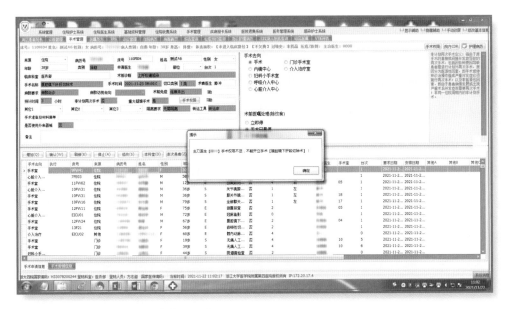

无手术授权，医生无法开具手术通知单

在术中监管过程中，麻醉医生、手术室护士等均对手术进行实时监管，登录手术管理系统复核医生资质，如发现手术医生资质不符，可要求即刻暂停手术。如手术时间超过该手术的常规用时，系统预警实时提醒医务部及时干预。

术后，系统会自动对手术开展的例数、并发症、非计划二次手术、死亡病例、手术用时等进行集成分析，作为下一年度手术授权的参考依据。在术后填写"手术名称确认登记"时，如手术名称与手术通知单开立不一致且无手术权限，系统立即预警提醒医务部该手术为越权手术。

手术的闭环管理仅仅是错综复杂的医疗环节之一。此外，医院在临床用血、医学会诊、生物样本、消毒供应、危急值、检验标本、口服用药、静脉用药、手术器械包等方面均进行了闭环管理。

临床用药方面，抗菌药物和特殊药物管理是重中之重。医院根据《抗菌药物临床应用分级管理目录》，结合目前医院各层级医生分布情况，对院内住院抗菌药物权限进行统一梳理，并完成信息系统权限调整，持续监测院内抗菌药物使用前送检率。由药剂科、信息中心、院感科、后勤部门等组成团队，对用药不规范、不合理的情况进行点评与改进，共同推动用药规范化。

预警，质量管理的哨兵

医院原来的管理存在一定滞后性，往往发生问题后才想着去解决问题，这是一种救火的管理思路，然而火都已经烧起来了，弥补再及时也会造成损失，医疗管理要做的是预警，在它烧起来之前，灭掉可能的火星，或拿走可能被引燃的柴。

医院在全流程、闭环式管理的基础上，针对关键时间节点、前后逻辑、时间内容等设立预警提醒。

第一类是时间预警

《浙江省病历书写规范》要求：入院记录24小时内完成，手术记录24小时内完成；《三级查房制度》要求：术者必须在术后24小时内查房等；《会诊制度》要求：平会诊在24小时内完成……众多的规章制度都对医疗环节提出明确的时限要求，医院通过确定判定节点和判定时机，建立预警提醒机制。譬如，以入院时间为节点，入院后18小时仍未完成入院记录为判定条件；以手术结束时间为节点，术后18小时是否建立主刀医生查房为判定条件；如未及时完成，会通过钉钉提醒和HIS弹框方式，提醒临床工作人员及时完成相应工作。

第二类是逻辑预警

譬如，等级医院评审要求手术通知单在术前讨论之后方可开具，当医生开具手术通知单时，系统会与术前讨论模块相匹配，如未匹配到术前讨论内容，则无法开立手术通知单。

第三类是过程预警

以手术为例，当一台手术的操作时间明显大于常规时间时，HIS会提醒医务部和科主任，关注患者情况，及时调配医疗力量支援手术。

"凡事预则立，不预则废。"预警，是将隐患扼杀于萌芽之中，更需锚准问题核心，精确找到痛点。

在临床用血管理过程中，通过医院全流程的数据监测，医务部发现患者容易发生输血不良反应，如寒战、发热、过敏等，究竟是哪个环节发生了问题？医务部和输血科、血液科的专家成立严重输血不良反应调查小组，对临床用血重点科室、关键环节和用血不良事件加强监测和分析，经过反复讨论、纠察验证，发现问题的根源可能就出在血站的血液本身上。从义乌中心血站运到医院的血，没有经过去白细胞的处理，血液本身不够纯净，自然容易出现问题。

于是，医院找到了义乌中心血站的领导，向他们反映了这个情况。去白细胞可以有效降低全义乌市的患者发生输血反应的概率，这对患者来说是一件极大的好事。最终，义乌中心血站采纳了浙大四院的建议，购买了相应设备对血液进行去白处理，成效显著，不良反应发生率由 2018 年的 0.6% 下降至 2021 年的 0.2%。

此外，浙大四院还借助信息系统，实现输血过程智能化预警提醒。血浆从血库里拿出到输入患者体内，整个过程不能超过 30 分钟，一旦超时，不仅会使患者接受治疗的及时性受到影响，更极有可能发生血液质量问题，对患者造成恶劣后果。

预警系统不仅仅被应用于临床用血，还体现在临床医疗的方方面面。以平会诊 24 小时完成及时率为例，通过及时的过程干预（距完成时限为 4 小时提醒），浙大四院的平会诊完成率已达到 100%，充分体现了预警机制的优越性。

将功课做在事前，是医院对于质量安全管理的核心思路。实时性管理是克服传统管理模式弊端的良方，这是浙大四院在实践摸索中总结出的经验。

细节决定成败

管理学上常讲："魔鬼存在于细节之中。"在细枝末节上的疏忽大意，往往会酿成无法挽回的后果。对每一个细节的从严管理，不舍尺寸之劳，才不会导致失之于空。

在质量安全方面，没有哪家医院敢说自己做到了最好，质量安全需要一点一点来完善，我们都是在路上。"安全"二字，写起来容易，要守护这份安全，得从细微之处下功夫，需要医院所有科室和职能部门全力以赴。聚沙成塔、积小而成其大，只有脚踏实地，以高度负责任的态度进行精耕细作，才能打造属于浙大四院的质量利器。

练兵千日，用兵一时

人民群众的身体健康和生命安全，永远都是医护人员心中的神圣使命。人类发展的历程上有众多的不可抗力因素，对人民群众的身体健康甚至生命安全造成严重威胁，大如 2008 年的汶川大地震、2020 年的新冠疫情，小如院内患者突发病情变化需要抢救，多发伤患者的联合救治等。让急危重症患者能够得到及时、有效、安全的救治，最大程度满足患者就医需求，是医疗工作的重中之重，也是医务人员日常"操练"的重要内容。

"急诊333"，这个代码虽不常响起，但无比重要。当"急诊333"的集结号吹响，代表着有重大的突发公共事件发生，且有大量的伤员一次性涌入医院，

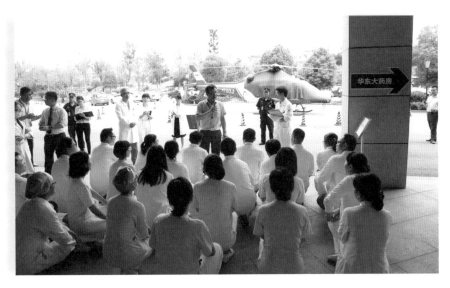

"急诊333"演练，医务人员到位等待接收患者

需要举全院之力支援急诊。

2019 年 3 月 18 日，院内广播响起一个急促的声音："急诊 333、急诊 333、急诊 333……"院内所有人员迟疑一瞬，即刻全部赶往急诊。当天市里发生了一起严重的交通事故，一辆公交车与私家车迎面相撞，公交车上 20 余名乘客受伤，且多数为小学生，伤员立刻被送往浙大四院治疗。当时全院共有 100 多名员工抵达急诊待命，医护人员等候患者，院领导靠前指挥，团队式接诊且采取一对一专人陪同的方式，顺利完成所有患者的救治。

医院每年会组织"333 演练"，333 分为 3 个等级，每个等级对应相应的支援队伍及保障物资。2 级和 1 级（发生重大事件一次性送医 6 人及以上）的演练均由院长担任总指挥、医疗副院长和后勤副院长分别协调医务人员和保障物资供应。支援人员全部在急诊集结待命，以团队式接诊保障每一位患者的医疗救治和生命安全。

多发伤作为急诊的急危重症之一，通常由车祸或者高处坠落等事件引发，往往伴随着多个器官和组织的损伤，如何在第一时间启动多发伤小组进行多学科的联合救治，对患者的生命救治起着至关重要的作用。浙大四院常规设立多发伤抢救小组，并由急诊根据患者病情评定，可选择对应科室采用一键启动，呼叫相应科室的高年资医师第一时间到场救治，全力保障患者在第一时间得到更好的诊疗救治。

除了医疗上抢救预案外，浙大四院还有很多其他预案和代码，都是为第一时间保证患者身体健康和生命安全提供保障。

在医院，你可能不经意间会听到"×× 病区 ×× 床 999"的广播，这是医院对院内患者发生突发心肺骤停、意识丧失等严重情况的院内急救信息。一旦发生后，医院的 ICU 急诊抢救团队会在 5 分钟内抵达现场，支援开展患者抢救工作，同时相近楼层或区域的医生也会第一时间赶到支援，最大程度保证患者的安全。

练兵千日，用兵一时。为增强对突发事件的组织、快速响应和处置能力，应急演练必不可少。提前预演所有可能发生的状态，才能在事故发生时临危不惧。浙大四院每年都会进行各种各样的应急预案演练，建立针对各类事件的预警机制。

在浙大四院北门入口处，有一栋独立的感染楼，于 2018 年 8 月全面启用，总共四层，其中二楼三楼为普通病房，四楼为隔离病房，设有负压床位。感染楼的负压病房自从设立以来，几乎从未被使用过。2019 年，医院在传染病暴发应急预案演练时使用了从未启用的负压病房，结果发现负压病房存在不少问题，医院立刻对此进行整改。

没有想到，正是这一次整改之后不久的年末，新冠疫情来势汹汹并席卷全国。在疫情发生伊始，谁也不会预料到，这竟会是一场旷日持久的战役。2020 年 1 月，浙大四院收治了首例新冠确诊病例，感染科四楼的负压病房全面启用，若无应急演练和整改，也不会有后面的顺利收治。

正是由于对日常应急预案演练建设的常抓不懈，使得疫情暴发后，医院的各项应急项目能够有条不紊地开展，构筑起牢不可破的安全防线。作为浙江省新冠病例救治定点医院，浙大四院出色完成新冠疫情防控阻击战，发挥了中流砥柱的作用。浙大四院是浙中收治新冠患者最多的医院，在区域内最早开展新冠病毒检测、最早收治新冠患者、最早全部患者康复出院，实现了零密接、零感染、零漏诊、零死亡的医疗救治成绩。

小小改变，力助安全

医疗工作是一份系统性极强而容错率很低的工作，它承担着保护患者生命健康的重任，任何细枝末节都不容忽视，一个小小的失误便可能造成患者受伤害甚至死亡，如何判别这个点，成为医疗安全工作的重中之重。

从诊疗规范出发。以主动脉夹层手术为例，此类手术具有高风险、高时效的要求，完全可以用"时间就是生命"来形容。在手术过程中，患者全身肝素化，手术结束后的血小板输注尤为重要。其中一个环节：备血小板（拮抗肝素化）是手术完成后的重要步骤。然而有时医生在匆忙的手术准备中会忘记备血小板。血小板作为医院非常规备血，如果临时申请时等待用血的时间很久，会给患者带来不可预估的风险。针对此风险环节，医院结合主动脉夹层手术编码进行信息化管理，当开具相应编码的手术通知单时，HIS自动弹框提醒医生是否备血小板，同时以短信形式推送。

从安全用药出发。以氯化钾等高危药品为例，氯化钾作为高浓度电解质，配置和使用等均应受到监管和高度重视。以安全用钾为目标，医院对全院氯化钾的使用进行了流程再造，全面取消病区的氯化钾备药，病区不再自行配置氯化钾，全部由药物配置中心统一预配，再发往病区进行使用或与其他药物配置。

从知情同意出发。手术作为医疗行为中最具风险的诊疗措施之一，知情同意格外重要。同时，手术也存在着高不确定性，术前的影像学检查、病理学检查等仅为手术提供参考依据，术中发现病情与预期不一致时，常会有术中变更术式或更换主刀等情况的发生，所有的更改均涉及患者知情同意。为此，医院通过结构化电子病历，在手术知情同意中增设《术中手术方式/主刀医生变更知情同意书》专项模板，为保障患者知情同意权做好保障。

一些细节上的小小改变，对于医疗安全却是至关重要的环节。老子有句名言："天下大事必作于细，天下难事必作于易。"在细节上严谨，方能让事故消弭于无形。

在医院里，跌倒事件偶有发生，轻则磕伤擦伤，严重时会发生骨折，甚至危及生命。医院对此十分重视，成立了跌倒专项改进小组，由护理部牵头，建立起一支涵盖医务部、信息中心、后勤部、营养科、康复科等部门的队伍，共同查漏补缺，进行改良。

跌倒专项改进小组调出近4年几乎所有的跌倒事件发生资料，对每一个数据进行分析，不放过任何一个细节，跌倒在什么时间、什么地点、什么人群更易发生……以科研的思路进行指导和研究，以严谨踏实的作风进行改进，务求将事件分析透彻，形成科学的跌倒预防规范体系。

改进工作主要是在设施改造和团队教育培训两个方面。防跌倒培训不仅仅只在护理团队内部进行，还有保安、总务等行政后勤部门也接受了培训，医院的所有职工都投入到为患者安全保驾护航的工作中来。

跌倒事件时常发生在卫生间，对比其他区域，在卫生间发生的跌倒导致的损伤也往往更为严重，护理部别出心裁地想到了对马桶扶手进行改造，让患者在上厕所的时候，不仅有扶手和支撑的架子，也可以悬挂输液袋，大大方便了患者的日常生活。支撑架可以让患者趴在上面，不至于因突然的头晕或体力不支而倒下去。后勤部也对相关设施进行了改造，让它更为精巧和实用。

一个小小的防跌倒措施的改进，管中窥豹，足可见医院对患者的用心与关怀。防跌倒措施的改进取得的成效是显而易见的，跌倒发生率从原来的 0.2‰ 降到 0.04‰，这个数据，还在持续降低中。护理部对此进行了专利申报，专利申报数从 2019 年的仅有 1 项，增加到 2024 年的 158 项。每一项专利，都凝聚了临床医护人员的智慧，体现了为患者安全而作出的努力。打造更加安全、优质、高效的医疗服务，持续改善医疗护理服务质量，是浙大四院矢志追求的目标。

医务工作者是推动卫生健康事业发展的重要力量，担负着救死扶伤的使命，但同时其所处的工作环境充满了职业暴露的风险。切实保障医务人员的职业健康权益，降低职业暴露风险隐患，也是质量安全管理的重要内容。2020 年，随着医院的快速发展，逐年走低的血源性职业暴露发生率有抬头趋势（从 2019 年的 3.27% 上升至 2020 年的 4.25%）。医院领导对此高度重视，强调职业暴露只有"0"和"1"的区别，要千方百计保障员工职业安全，并专门成立了职业暴露专项改进小组。

专项小组由院感科牵头，医务部、护理部、质管办、总务科、保健办、手术室等部门配合，回溯过去已发生的职业暴露事件，结合头脑风暴、实战演练、对标规范，进行潜在危险因素分析，并区分近端原因及远端原因，找出系统中的根本原因。经多部门协作，共找出利器处置不规范、防护用具配备不足、科室管理不够重视、职业安全氛围不足、院科两级培训不足五项原因，发现在"人、机、料、环、法"各环节均有改进空间。

专项小组基于监测、合作、相互监督及共享经验的管理理念，制订整改方案并立即执行。通过完善监测体系、鼓励无责上报，营造安全环境、增设安全设施、优化操作流程、规范利器处置、强化培训教育、提升防护意识，加大督查力度、推进绩效考核、定期实战演练、院科联动管理等六大举措，职业安全相关各项指标明显改善，全院血源性职业暴露发生率从 2020 年的 4.25% 下降至 2021 年的 3.23%，护士血源性职业暴露发生率从 2020 年的 4.78% 下降至 2021 年的 3.39%，血源性职业暴露漏报率从 2020 年的 9.58% 下降至 2021 年的 4.76%，并成功申报职业防护相关实用新型专利 4 项，此项目也荣获 2022 年浙江省医院品质管理大赛佳作奖。

医疗安全无小事，秉承着"隐患即事故"的管理理念，浙大四院在确保医疗安全的道路上丝毫不敢松懈。

寻根问底，防微杜渐

医院作为一个大系统，在整个医疗过程中，个案的不良事件难以避免。当事件发生了，或者预估可能发生，寻根问底、防微杜渐便显得尤为重要。在质量管理过程中，有一个重要的部分就是质量管理工具的应用，寻找根本原因（RCA）、潜在失效模式及后果分析（FMEA）、医院灾害脆弱性分析（HVA）都是常用且有效的质量管理工具。

浙大四院曾经发生过一起严重的不良事件，一位接受介入手术的患者突发呼吸抑制，紧急启动"999"抢救，给予拮抗后，患者体征终于恢复。针对此事，医院即刻启动 RCA 分析，成立 RCA 小组，开展痕迹追踪，分析发现是医生在开具医嘱时将枸橼酸芬太尼注射液与枸橼酸舒芬太尼注射液开错了，两者的药名、规格、包装等都极为相似，但是药理成分和作用却相差 10 倍。

医院即刻作出相应调整，采取列入高危药品目录、讨论并设定药物权限、医嘱开立时二次复核提醒、医嘱红色斜体字体并标注"危"等措施，同时开展举一反三工作，针对全院的高危近似药物进行清查复核。

除了回顾总结分析，更重要的是还需要主动前瞻思考可能出现的问题。

以提高输血流程的安全性为例，用血的本身就是一个高风险流程，涉及的操作、人员等都很多，任何一个环节出现问题，都会影响患者安全，影响医疗质量。由检验科牵头、质管办协助成立小组，对各个环节的潜在风险和失效模式进行分析，将急诊血型鉴定检测在急诊检验室完成、紧急用血时血库人员手工输入患者初检血型结果、复查血型与初检血型进行人工核对、取血等列为高危环节，逐一分析其可能存在的失效模式和失效原因，并进行整改，大大提高了输血流程的安全性。

以提高医疗用水的安全性为例，水在医院诊疗工作中是不可或缺的重要物质，近年来，医疗用水污染等问题在全球医疗界得到广泛的关注，有学者通过对多中心多位点采样监测，发现纯化水采样整体合格率仅为约 30%。结合我院中央纯水管路已铺设 10 年有余且点位多、管线长的特点，以国内外医疗用水相关院感暴发事件为警示，2023 年由院感科牵头，医务部、护理部、总务科、内镜中心、消毒供应中心等相关部门协作成立专项小组，围绕中央纯水、软式内镜终末漂洗用水、其他医疗用水三条主线，逐一开展安全提升行动。通过增加水路消毒及过滤消毒装置更换频次、增设水质微生物学监测点位及频次、梳理纯水管路并截断未使用端口、重点科室加装抑菌滤芯等举措，确保软式内镜终末漂洗用水、纯化水、透析用水、试剂用水、直饮水等院内水质采样百分百合格，使患者能够安全用水。

以手术质量安全管理为例，为降低非计划再次手术率，医院修订完善非计划再次手术管理制度，明确非计划再次手术界定范围，统一上报途径与流程，针对疑难、复杂的非计划再次手术建立多学科讨论机制，并加强对非计划再次手术漏报的核查。此外，加强术后并发症管理，建立年度术后并发症监测目标值；加强住院患者超 30 天管理，建立 31 天内非计划再次入院 / 再次手术的管理流程；加强危急值管理，将即时检验（POCT）、放射、超声危急值等纳入信息化系统管理，并实现门诊系统危急值弹框提醒以及免挂号费补登信息化改造，每月开展督查反馈；加强手术相关不良事件管理等具体举措，通过不良事件管理小组将分析报告反馈至各临床科室……

医院还常规开展灾害脆弱性分析（HVA）、品管圈（QCC）等项目，一系列的改进措施，都在不断推进医疗质量的持续提升。

培育质量安全文化

文化是一种社会现象，它是由人类长期创造形成的，同时又是一种历史现象，是人类社会与历史的积淀物。确切地说，文化是凝结在物质之中又游离于物质之外的、能够被传承和传播的思维方式、价值观念、生活方式、行为规范、艺术文化、科学技术等，它是人类相互之间进行交流的普遍认可的一种能够传承的意识形态，是对客观世界感性上的知识与经验的升华。

《论语》记载了孔子的一句感慨："周监于二代，郁郁乎文哉！吾从周。"一个"文"字，代表礼乐典章，也反映国家风貌、社会风尚。好的文化，可以推动国家繁荣、社会文明、治理有序，产生强大的感召力。对医院而言，好的医疗质量安全文化亦是如此，它是促进医院高质量发展、现代化管理的内向感召力，是一份种在心中的敬畏，是一份扛在肩上的责任。

人人都是安全文化参与者

医院安全文化，自每位员工入院开始，便根植于意识深处，早已成为流淌在血液里的本能。每年的员工入职培训中，有一章重要培训内容——医院安全文化。

医疗质量安全是医院管理的压舱石，关系患者生命健康。把患者至上的文化理念落实到每一项医疗服务和每一个医疗流程，让患者真切感受到高质量的服务并产生高度的信任感，是全院每一位员工的使命。

在浙大四院，人人都是安全文化的参与者。医院的安全文化具有以相互信任为基础的沟通、对安全的重要性达成共识、对预防措施的效力十分有信心等特征。

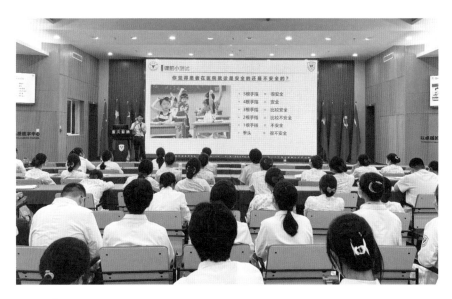

规培生参加"医院安全文化培训"

这些特征需要建立在医院的标准、体系之上，但最重要的还是聚焦于人本身。医院每年都会根据国家卫生健康委、世界卫生组织等关于医疗质量安全改进目标、患者安全目标体系，建立医院年度安全目标。每个科室、每位员工还会在医院安全目标的基础之上，充分讨论设立科室的医疗质量指标。此外，医院开展医疗安全文化大调查，基于医疗安全现状，与每一位一线员工深入交流，员工结合自己的切身体会来反馈问题，从而促进提升医院的安全文化。医院质管办每年还会开展医疗质量持续改进的工作与方法培训。

以护理安全文化建设为例，临床护理工作是与患者接触最为频繁和密切的工作，患者对医院质量安全最为切身的体会，大多数来源于此。

护理质量指标是护理质量管理的重要抓手，通过监测护理质量结构指标、过程指标和结果指标的变化趋势，反映护理工作对患者诊疗结果的影响。通过对接国家和浙江省护理质量数据库，建立起医院自己的数据库。质量管理用数据说话，可以知道自身水平是在全省乃至全国的哪一个位置，形成一个良性竞争的态势，相互追赶，共同进步。

医院成立了护理质量安全管理委员会，制订护理质量管理计划，开展日常质控、护理质量指标监测、年度卓越护理评审等工作，做好支持保障，全面开展优质护理服务，让患者满意、家属放心。在等级医院评审中，浙大四院的护理质量改革得到了许多专家的认可。

"把护士还给患者"是浙大四院提升护理质量的核心理念之一。护士必须有更多的时间和精力直接服务于患者，这是提高护理质量的直接的做法。而护士长，更不能脱离病房，对此，护理部建立了病情日报机制，要求护士长至少早晚各查房一次，对查房和指导的情况进行记录和汇报，及时发现风险和隐患。在不断地贴近患者的过程中，护士长的经验和能力也在不断累积提升。

个个都是医院安全监督员

医院安全文化积淀的长河中，除了自修自省外，建立互相提醒与"找茬"机制是安全文化建设的有益实践。

不良事件上报，作为医院安全文化的重要组成部分，鼓励医院工作人员主动报告不良事件与近似错误信息，获得安全警示信息和改进建议，增强识别、处理安全隐患和预防不良事件发生的能力，从而实现医院安全目标。

医院建立了全院性不良事件与近似错误电子呈报系统，将不良事件中的非计划再次手术、非预期心跳停止、管路事件、跌倒事件、药物不良反应、职业暴露、输血事件等条目进行电子结构化设置，并增加对应注释。员工发现或疑似有质量安全隐患时，便可通过系统寻找对应解答，提交相关事件，实现网络无纸化直报。同时，科室结合事件，及时进行原因分析，不断改进质量和安全，甚至纠错于发生之前。为保护上报员工的隐私，系统同时设有匿名上报、越级上报功能，可以将信息跳过科室直接上报到质量管理办公室。

院内成立不良事件管理小组，鼓励上报不良事件，还设有奖励机制，形成人人都是质量安全监督员的文化氛围。各个科室和职能部门都会定期进行不良事件分享会，建立安全质量生态文化，鼓励员工乐于分享，举一反三。

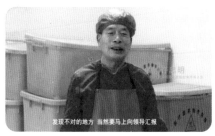 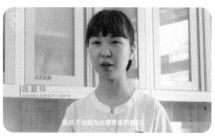

人人都是医院安全参与者

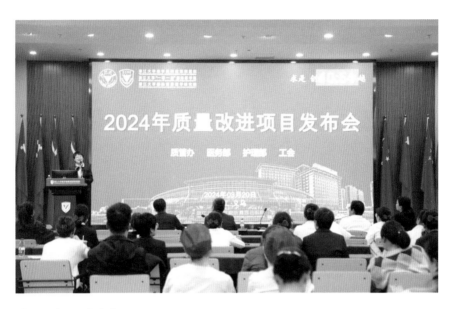

质量改进项目发布会

质量管理办公室作为不良事件的主管职能部门，每日对不良事件进行审核或结案，根据事件关联性确定是否需要相关部门进行持续改进，结合事件严重程度确定是否启动根本原因分析。每月对问题进行汇总，对持续改进进度和预期效果进行评价，每季度分析成果，并向医院质量安全委员会呈报。

除全院性的不良事件呈报外，医院还修订了一些专项实施方案，以期达到员工间互促互进、质量越来越高的良好局面。如《浙大四院影像诊断报告纠错方案》，是为进一步提高医学影像诊断报告质量而制定的实施细则。方案中明确列举了影像诊断报告可能存在的缺陷，如漏诊、误诊、部位左右错误、器官与性别不符、描述内容与诊断结论不符等问题，且明确了各项问题的绩效考核方案并向全院公布；同时设立了发现问题并上报的独立奖励机制。影像诊断报告一般会有临床医生和医技医生的双人阅片，此项机制的设立，有效地引导全体员工参与质量安全管理，提升了医学影像诊断报告质量。

近年来，医院不良事件的上报例数呈现逐年增加趋势，每年达到1000多例，上报的员工人数在不断增加，范围也在不断扩大。同类型的错误，如药物医嘱错误事件的数量在不断降低，员工们积极承担起医疗安全文化监督员的职责，并为医院的安全文化形成提供了助力。

让百姓满意、患者放心，核心就是医疗的质量、医疗的安全。质量和安全由谁来负责？不仅仅是管理部门负责，也不仅仅是临床医生和护士负责，而是需要医院每一个部门、每一个科室都参与进来，形成人人监督的全院质量安全文化。

每年都有持续改进优秀案例

医疗安全文化的形成，离不开医疗质量安全的持续改进。许多质量改进内容需要多个团队的参与、一长段时间的累积、多个流程的优化，以项目化的形式开展。

医院建立质量改进项目品牌——质量改进项目发布会，2018 年起每年举办一届。历届均有来自临床科室、职能部门 30 个以上项目参评，通过医院质量与安全委员会审议评选出前十，后续进行项目的现场汇报与评审，角逐金银铜奖。在2018 年首届质量改进项目发布会活动中，首轮项目征集便有 54 个项目报名，内容覆盖《应用 HFMEA 提高输血流程的安全性》《病理标本规范化送检》《降低ICU 患者 VAP 发生率》《提高术前抗生素使用合格率》等医疗安全内容，也有《缩短门诊高峰期取药等候时间》《缩短住院病人预约待床时间》等医疗效率项目。科室、员工从医院的不同角度和维度，寻找医院存在的问题，提出改进方案，落实行动计划，切实提高医疗质量。

短短数年，产生了诸多优秀的持续质量改进项目。2021 年，《运用 DRGs 管理提高病历首页编码准确率》荣获国家卫生健康委医院管理研究所"医院管理持续改进优秀项目"。

像这样的质量改进项目，在浙大四院很常见，大到重大突发公共事件，小到病历上的一个错别字，全院上下积极参与医院质量改进活动，踊跃报名参加质量改进项目发布会，优秀案例层出不穷。如 2022 年上报的《提高时间窗内脑梗死患者静脉溶栓 DNT ≤ 45 分钟达标率》项目，《中国急性缺血性脑卒中诊治指南》要求 DNT 时间控制在 60 分钟，神经内科以更高标准和更高要求进行标准设定，运用 FOCUS-PDCA 工具，寻找原因，寻找改进点，将持续改进定位在早期诊断、快速

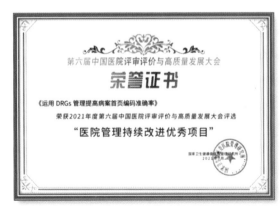

国家卫生健康委医院管理研究所"医院管理持续改进优秀项目"荣誉证书

溶栓、有效沟通这三个方面，进行流程改进：等待正式报告改为获得口头报告，返回抢救室溶栓改为在急诊 CT 室溶栓，口头沟通改为视频宣教。流程改进后，大大降低了 DNT 时间，截至 2022 年 6 月，医院溶栓患者 DNT 时间基本控制在 30 分钟。

文化与理念是无形的，却又有着有形的表现。上述成果正是质量安全小组扎根各个职能科室，不断规范质量标准，运用科学工具，创新质量理念，继而逐渐形成具有浙大四院特色的质量安全文化体系。

浙大四院自建院至今十载，制度不断完善，团队不断壮大，业务量成倍增长，医院驶上了一条快速发展的车道，但无论前路多远，速度多快，都始终把质量和安全放在首位。

小 结

医疗质量是医疗水平的重要体现，而医疗质量管理能力是现代医院综合管理水平的重要体现。国家卫生健康委 2018 年发布的《医疗质量安全核心制度要点》，2023 年连续发布的《全面提升医疗质量行动计划（2023—2025 年）》《手术质量安全提升行动方案（2023—2025 年）》《患者安全专项行动方案（2023—2025 年）》等都体现出对质量安全管理和精细化管理的重视。质量安全管理贯穿于医院管理始终，融合于医疗服务细节，需要组织建立完善的管理体系，制定全面的管理制度，梳理完整的管理环节，充分评估各个环节的风险隐患，从事前预警、事中干预、事后改进等全方位制定举措和监测指标，充分运用业务管理与信息化融合，以追求作业内容的标准化、风险控制更小化、流程改进更优化。同时，质量管理的监管责任在管理部门，但质量安全落实在全院全员，要积极营造医院质量安全改进氛围，树立品质立院安全文化，将质量安全管理措施外化于形、质量安全改进意识内化于心，共同牵手拉成一条质量安全"生命线"。

4

继往开来，以人为本

——智慧医院「新基建」

医院不仅是医疗场所，更是医患情感的桥梁。在智慧医院建设中，浙大四院坚持"以人为本"，融合人文关怀与高科技，让患者感受温暖先进的医疗服务。在此理念引领下的智慧医院，方为真正的人文数字新基建，为每位患者带来希望的力量。

浙大四院作为新建高校附属医院，围绕"健康中国"战略，历经十年建设，凸显信息化建设后发优势，推进远程医疗、智慧健康服务，建立信息共享机制，促进疾病防、治、管融合发展。面对信息系统联通机制不完善的问题，医院致力于攻克信息共享难题。建院初期，医院前瞻性规划并推进智慧化信息系统建设，打破医院围墙，消除数据壁垒，建立跨部门、跨领域的数据共享机制，为患者提供更优质的医疗服务。

近年来，浙大四院已通过国家医疗健康信息互联互通标准化成熟度能力五级乙等、国家电子病历系统应用水平分级评价五级，是全国为数不多的"双五"医院。在5G+医疗健康应用方面，获2021年度国家工业和信息化部和国家卫生健康委试点项目；5G+移动数字医院新医疗模式实践获2022年度国家卫生健康委办公厅通报表扬；信息化新兴技术创新应用案例获全国医院CHIMA大会新兴技术创新应用典型案例、中国现代医院管理典型案例、浙江省卫生健康信息化"十佳案例"等近20项奖项；在全国数字健康创新应用大赛中，获得了医学人工智能主题赛优胜奖；牵头出版了《医院信息化实施策略与案例集》《智慧医院创新应用实践》《智慧医院信息部门治理之策》；牵头发布国家级团体标准"医院智慧病房数字化应用标准"、省级团体标准"医疗物联网设备安全管控基本要求"。在"电子病历智能化"关键技术研究方面，获批浙江省2024年度"尖兵""领雁"研发攻关计划项目。

随着新医改的不断深化，智慧医院建设进入了蓬勃发展的黄金时期，也成为新建医院发展的"加速键"，是医院提高医疗质量的重要途径和助力。智慧医院建设征途漫漫，年轻的浙大四院仍在求索，行而不辍。

夯实基建，打好智慧医院的新地基

新建医院，如何超常规发展？信息化时代，建设智慧医院，犹如筑造万丈高楼，其根基在于医院信息化。信息化基础设施，如同稳固的地基，承载着智慧医院持续发展的重量。在医学发展新赛道，赢得后发优势，更是医院远航腾飞的重要引擎。选择适当、建设完善的信息化基础设施，直接关乎智慧医院能否稳健前行。为确保智慧医院之"楼"稳固高耸，必须精心打造信息化"地基"，完善硬件布局，重构医疗信息系统，奠定坚实基础。这是智慧医院建设的首要任务，也是确保医疗质量与安全的重要保障。

虚拟化，最高性价比之选择

对于很多医院而言，信息化基础设施建设往往需要巨大成本的投入。这些投入使用的基础设施，很可能随着医院信息化技术支撑保障需求的改变而不断迭代更新。因此，在信息化基础设施建设中，能最大化提高医院现有服务器利用率，降低人力物力投入，同时保证服务器集群可扩展性，无疑成为医院的最佳选择。新建医院尤其需要从一开始就考虑资源集约化应用，而虚拟化是实现服务器高效应用、降低大量实体服务器投入、减少机房空间占用和能源消耗的重要措施。

服务器虚拟化集群系统是指通过软件模拟的具有完整硬件系统功能的、运行在一个完全隔离环境中的完整计算机系统。在实体计算机中能够完成的工作，在虚拟机中都能够实现。在计算机中创建虚拟机时，需要将实体机的部分硬盘和内存容量作为虚拟机的硬盘和内存容量。每个虚拟机都有独立的硬盘和操作系统，可以像使用实体机一样对虚拟机进行操作。医院通过将服务器虚拟化集群系统直接安装在物理服务器的裸机上，将物理服务器上的处理器、存储器和网络资源抽象到多个虚拟机中，通过大量虚拟机共享硬件资源，提高硬件利用率并大大降低运营成本。

在实际信息化建设过程中，医院结合现有服务器硬件资源，逐渐将虚拟化和云计算等技术更多应用到医院信息化基础设施建设中。医院利用服务器虚拟化集群技术，根据用户量、业务量情况，对所需计算、存储资源进行估算，结合医院未来几年的应用需求，进行虚拟化平台软硬件总体架构的规划，并做出具体的软硬件设备配置方案。

通过虚拟化集群设计，医院整合了现有物理服务器，使建设中的虚拟机和物理机达到一定的整合比，使得医院在管理上具有高度的便捷性，可快速进行资源分配、智能资源调度、在线动态迁移等操作；通过虚拟化集群技术，医院对资源进行冗余热备，在出现故障时由后备节点自动替换，减少单点故障，保证了虚拟化平台的可靠性和可用性；通过虚拟化集群技术，医院建立了符合虚拟化平台特性的备份机制，结合现有的备份系统，实现虚拟化平台数据的有效备份与恢复，保证虚拟化平台数据安全；并且，医院制定虚拟化平台物理服务器的资源分配原则与要求，按流程进行审批，规范了信息化资产的管理制度和要求。

医院通过在多台高性能的双路八核服务器上创建多个虚拟服务器的方式来完成传统方式需要数十台双路 N 核服务器才能完成的工作，不仅降低了用户成本，还大大减少了环境的复杂性，从而降低了对机房环境的需求，使之具有更灵活、稳定的管理特性。采用虚拟化架构后，由于每个虚拟机所需使用的系统资源都是由虚拟架构软件统一调配，这种调配可以在虚拟机运行过程中在线地发挥作用，使得任何一个应用都可以保证有充足的资源来稳定运行。同时，当下用不到的资源又可以被其他更需要资源的应用临时借用，可以最大限度地提高整体系统的资源利用率，使得每一台虚拟服务器都可以利用虚拟对称式多重处理（SMP）技术，通过单个虚拟机能够同时使用多个物理处理器，增强虚拟机性能。

有了虚拟化，信息技术管理员能在运行重要应用的实体机和同等配置的虚拟机上创建集群。在待机状态下，虚拟机并不消耗计算机资源，并且能以非常高的比例整合到一个或几个实体平台上去。因此，医院无须在硬件数量或管理和安装补丁上投入双倍的人力和物力，从而实现高可用性，冗余的方式将由 2N 变为

N+1，实体到虚拟的、实体到实体的集群都支持同样的集群软件。同时，节省的成本能为更多的负载实现高可用性并签署更多的高水平服务协议。服务器虚拟化也可使多个应用程序复制到同一系统上。例如，医院网络管理员可将医院电子病历系统、PACS 系统、预约管理平台等临床信息系统及管理系统的服务器复制到位于物理上相同的一台服务器上的不同虚拟机内，各系统运行性能正常，这样使得硬件购买及运维成本远低于为每个应用程序单独购买物理服务器的成本。此外，根据医院的实际运用经验，医院相同系统的不同版本也能够以相同方式加以处理。例如，可将 SQL Server 不同版本安装到同一台物理目标服务器上，但分别安装到不同的虚拟机上，这样就可以在同一个目标服务器上运行不同版本的系统。

据统计，采用虚拟架构整合后，服务器的平均利用率可达到 60% ～ 80%，远远超过传统服务器的应用模式。同时，相比于传统单台服务器部署单一应用方式，采用服务器虚拟化集群架构可以充分满足不同应用对系统资源的不同要求。例如，有的应用只需要 1 个 2.0 GHz CPU、8GB 的内存就可以很好地运行，而有的高访问率、高吞吐量的应用则需要 2 个甚至 4 个八核的 CPU、64GB 的内存才能保证稳定运行。在传统方式下，往往不可能针对每一种应用来采购服务器，而是用一种或几种标准配置的服务器来统一采购，这样势必会造成某些应用资源富裕，而另一些应用面临资源紧张的情况，并且应用之间不能互相调配资源。

作为新建医院，浙大四院充分利用虚拟化技术的优势，开业至今已拥有 131 套软件系统，运行了 428 台虚拟化服务器。重要的软件系统在不同组虚拟化平台上高效可靠地运行，成为支撑医院通过浙江省三级甲等综合性医院评审、国家医疗健康信息互联互通标准化成熟度五级乙等评审和国家电子病历系统分级评价五级评审等国家级评审项目的重要基础设施。虚拟化技术的超前运用，让医院以最高的性价比为医院信息化技术支撑提供了强有力的保障，也在医院信息化建设过程中打下了坚实的基础，成为后来很多老医院更新换代、新医院基础信息化建设的参考标准。

网络化，多系统融合之纽带

在信息全球化的今天，人们的生活越来越多地依赖计算机和网络，同样，在现代化的医院中，医院的运行也越来越依赖于计算机网络之间的联系。医院的医疗信息系统是医院保持正常运营的基本系统，而网络则是串联这个系统运行的生命线，一旦中断，医院就会"休克"。因此，想要建设安全稳定的智慧医院，选择一个先进、可靠和稳定的基础网络平台尤为重要。随着医院数字化改革的不断深化，"互联网＋医疗健康"应用服务越来越多，线上与线下业务不断融合，将院内与院外数据打通的需求不断涌现，网络的边界变得逐渐模糊，相应的，网络的安全风险也随之加大，医院原来使用的传统网络在这种背景下越来越难以适应，功能及安全上也缺乏相应的维护手段。因此，现代医院亟须一种更为灵活、更为轻便的新兴网络架构，为后续的智慧医院建设提供更为高效、便捷、安全的网络平台。

浙大四院作为一家新建医院，具有采用新型网络技术的先天条件。在信息化建设初期，医院就采用了软件定义网络（software defined network，SDN）技术。SDN技术作为一种逻辑集中的新网络体系架构，将传统封闭的网络体系解耦为数据平面、控制平面和应用平面，支持通过软件编程来对网络进行控制管理，提高了部署网络新技术和新协议的灵活性和可操作性。将SDN技术应用于医院网络，使浙大四院网络的管理更简单化、自动化、智能化。通过SDN控制器选择数据传输路径、控制链路带宽等多种方式大大提高了网络资源的利用率和医疗数据的传输速率。通过SDN一体化融合网络的建设，医院实现了以浙大四院为核心的"三院一体"网络集中管控模式。依托SDN技术，支撑医院、国际医学院基础设施共建共享，助力医教研协同高质量发展。

在医院SDN网络部署中，浙大四院采用了IP地址与设备物理位置解耦的方

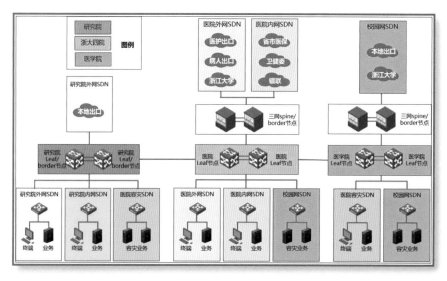

SDN一体化融合网络

案，实现了"网随设备"及"网随人动"等特殊功能，让网络地址、权限等可自动跟随。在浙大四院多类型院区管理下，院区间的互访、人员流动成为常态，SDN 技术的应用让医院在日常管理、信息安全管理上增添了非常强的便捷性和可追溯性，极大提高了医院的质量安全管理水平。除此之外，应用 SDN 技术将医院原先物理上具有三层架构（即核心层、汇聚层和接入层）的有线网络，通过纵向虚拟化技术，把汇聚层和核心层转化为一个层次，网络整体设计和设备配置上均按照双备份要求设计；在网络连接上，消除单点故障，提供关键设备的故障切换，并将关键网络设备之间的物理链路采用双路冗余连接，按照双活方式运行，使整体网络系统达到了极高的可靠性；在性能设计上，医院网络的核心层至汇聚层有 160G 的带宽，而汇聚层至接入层则有 40G 的带宽，不同院区间实现 80G 带宽网络环状互联，高速带宽能够很好地缓解网络核心的交换压力，满足各类高性能、低延时、大数据量传输和计算需求；在逻辑结构上，SDN 技术采用不同 VXLAN 对各类终端分类接入，以二维可视矩阵的形式对不同 VXLAN 之间的访问权限进行控制，可以实现对同类终端、人员的统一权限管控，在网络规模较大的情况下，极大地增强了安全管控能力。

SDN 技术的应用，除了打破有线网络的禁锢以外，也从根本上解决了医院无线网络应用的瓶颈问题。目前，全院已实现 Wi-Fi6 无线网络覆盖和无缝漫游，为各类移动医疗场景提供了优质的无线网络环境，为用户带来了比传统网络更好的体验。无论患者还是医护人员，都能够获得更快速、更稳定的网络连接，加速了医疗数据传输和医疗服务响应。患者在医院内无须担心网络连接的中断或切换问题，可以在不同区域内平滑切换，获得更优质的移动服务体验。此外，SDN 技术还提供了灵活的安全策略实施方式，保障了用户数据的安全和隐私。

SDN 技术的应用为医院构建了一个脱离现有体系架构、更加灵活有弹性的网络，也为医院构建了一个更稳固、更具扩展性的网络平台。浙大四院作为浙江省综合性医院中首家 SDN 融合网络覆盖全院区的医院，依托 SDN 技术，让智慧医院的发展挣脱了传统的束缚，拥有了更广阔的发展空间。近几年，在全国综合性医院网络改造浪潮中，浙大四院网络架构和网络体系构建经验被大量借鉴，在 SDN 建设方面成为行业引领者。

云存储，数据沉淀之基石

存储，一直是信息系统的基石。对于医院而言，存储的意义非同寻常。医院是紧系生命健康之所，每一个信息数据都与生命健康息息相关，丢失数据或者数据错乱导致的风险更是医院无法承受之重。按照国家电子病历存储相关要求，影像存储必须保证住院 30 年、门诊 15 年的保存年限。影像系统具有数据量大、调阅速度要求高、调阅频率低等特点，需要充分考虑存储的并发流量、存储容量。

获得医疗数据并加以充分利用是医院信息化建设的重要任务。如果没有存储，所有数据不过是过眼云烟，得之即散，更无须谈如何利用数据力量发展智慧医院。因此，在智慧医院发展中，存储的选择无疑是重要的一环。随着智慧医院的建设，新的应用不断在医院内部部署，信息数据呈爆炸式增长，医院对存储的需求也越来越大，不同的应用其存储的速率、容量等各不相同，因而需要对不同应用的存储方案进行灵活定制，在满足功能、性能、容量要求的同时，重点考虑可扩展性和可维护性。

考虑到成本的因素，浙大四院在开业初始阶段就采用了"近线高速闪存＋远期大容量仓库"的策略，将调阅频率大的近半年的数据存储在高速闪存上，半年以上的数据存储在大容量仓库上，同时打通高速闪存和大容量仓库间的高速传输通道，使用户在调阅半年以上老数据时也有较高的效率。为确保数据安全，医院在本地进行存储及备份的同时，会将所有影像上传至公有云存储，作为影像备份

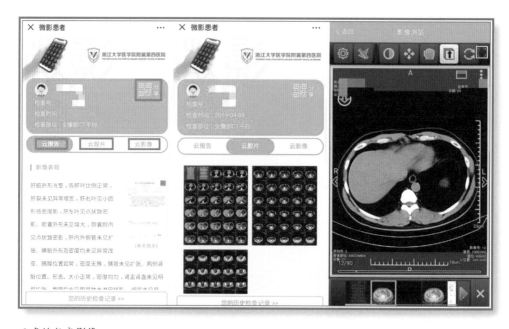

云存储数字影像

的同时，也为患者提供数字影像服务。此外，存储虚拟化也是有效的处理方式。存储虚拟化平台主要采用了虚拟存储网络（virtual storage area network，VSAN）技术，采用廉价的服务器磁盘和闪存组成分布式存储网络，在满足性能和容量的情况下，成本只有传统 SAN 技术的 1/3 左右，也具备更高的安全性和可扩展性。

通过构建"近线、远期和云存储"三级存储模式，根据影像数据的访问频率和重要性进行合理分类和有效管理，极大地提高了存储资源的利用效率。采用高速闪存作为近线存储，能够实现快速的数据读写和访问响应，实时性高，可以有效提高医疗服务的效率和质量。远期的大容量仓库存储，可以有效管理和海量存储不经常访问的数据，保障了数据的安全性和完整性，为医院的长期发展和研究提供了重要支撑。而云存储更为医院提供了弹性和可扩展的空间，能够根据医院的需求动态调整存储容量，实现了高可用性和灾备恢复功能。三级存储模式不仅能够满足当前医院的存储需求，还为医院未来的发展提供了良好的支持。

夯实存储技术后，医院打开了迈向智慧医院的大门。浙大四院对先进技术的采用，是高瞻远瞩的选择，更是脚踏实地走好每一步的决心。欲筑室者，先治其基，是浙大四院建设智慧医院时的核心思想。在深思熟虑的顶层规划指导下，医院大胆采用新型存储设施，为智慧医院的发展提供了无限潜力。浙大四院以坚实的基础设施建设为保障，绘制智慧医院大厦的蓝图，进而掀起一场全新的医疗革命，为患者提供更卓越的医疗服务。

互联共享，打通医院数据的"新血脉"

数据资源在智慧医院建设中扮演着重要角色，医院是医疗数据的集中产生地，数据应用已渗透到医院管理和临床科研等领域。随着医疗数据时代的来临，浙大四院注重数据资源的开发利用，将数据资源的规划、建设、存储和利用等进行了深入研究，以推动医院高质量发展。然而，如何收集高质量大数据，释放其价值，实现数据流通和互联共享，仍是浙大四院在智慧医院建设实践中应当思考并解决的关键问题。

集成平台，构建互联互通的桥梁

想要实现高质量的数据汇集，第一步就是一定要实现医院内部系统的数据集成和互联互通，只有将医院各个系统产生的信息数据，按照统一的标准规范进行汇总、清洗、融合，并结合全方位的集中监管与数据质控，才能为医院大数据中心建设提供高质量的数据资产。为实现互联互通建设，医院引入了信息集成平台，使门诊挂号、门诊收费、住院登记、住院收费、电子病历、护士工作站和检验系统等所有的信息系统都通过信息集成平台发送接口消息，所有的接口消息由信息集成平台决定并发送到具体业务系统，并返回相应的结果。

2021年7月，浙大四院获评国家医疗健康信息互联互通标准化成熟度五级乙等医院，成为浙江省首家互联互通五级乙等医院。

集成平台成了医院信息系统的"主心骨"。依托集成平台这条主干，医院可

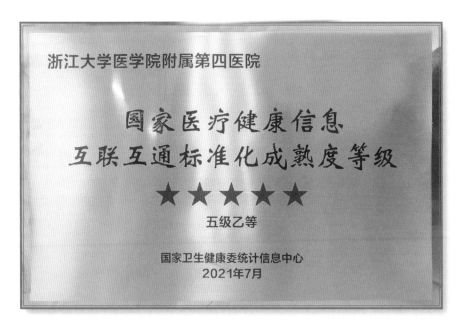

2021年7月，浙大四院获评国家医疗健康信息互联互通标准化成熟度五级乙等医院，成为浙江省首家互联互通五级乙等医院

以随意在其上发展枝干。除了对于数据查询业务实时性要求较高的业务系统（如排队叫号系统等）、个别小系统（如呼气试验机自带软件等）不支持信息集成平台而使用数据库视图的方式集成外，医院当前所有业务系统之间，包括医院信息系统（HIS）、检验、超声、内镜、病理、手麻、重症监护、消毒供应、院感监控、移动护理、移动查房、短信平台和微信公众号等，95%以上的信息系统都是以信息集成平台为数据总线进行交互。

通过信息集成平台，原先上百个纷繁复杂的子系统从纵横交错变得错落有序。医院每新增一个业务系统，只要遵循统一的标准，就可以很容易地与其他业务系统进行通信，且产生统一标准的高质量数据。信息集成平台让每个数据的走向更为清晰。它的消息管理模块记录并展示着所有子系统每一次调阅服务的数据情况，应用程序对每一个数据的请求，平台相应都会有一个数据的返回，管理者可以很方便地通过消息流转图追踪消息流的走向，便于问题的排查。

有人说，医院信息化互联互通是通往智慧医院的桥梁。通过医院信息集成平台建设，浙大四院成功搭建起了医院信息互联互通这座桥梁，向着实现建成智慧医院迈出了重要的一步。

数据中心，助力数据汇聚的枢纽

基于信息集成平台的互联互通，解决了数据统一性和来源的问题。接下来的问题是如何运用好数据资源，让所有数据为医院临床、医院管理等工作提供决策支持，这是医院医疗大数据建设的近端需求。在智慧医院的建设过程中，医疗大数据的收集和分析是医院"智慧管理"的核心，对医院的管理和优化起着至关重要的作用。随着大数据和互联网的不断发展，快速增长的多元化医疗数据亟须大数据技术来处理，医院对医疗大数据的利用也产生了全新的要求。为此，浙大四院相继开展了数据治理体系研究和大数据利用研究，持续开展大数据挖掘工作并使其有效运用于医院管理。

在医院信息中心等部门的支撑下，医院建立了一个全院级的大数据中心。大数据中心采用 Hadoop 技术框架，构建了一个基于 Hadoop 的医院生态系统，可以为医院内部提供强大的数据统一存储和计算力。大数据中心将生产数据与分析数据相结合，通过将医院各个业务系统的数据进行收集、整合并分析、可视化，实现从数据到决策的闭环，进而为疾病趋势预测、患者风险评估、医疗资源优化等提供支持，从而实现精准医疗和个性化治疗等目标。同时，大数据中心采用应用分离的架构设计，将数据存储与应用程序分离开来，使得不同的数据服务能够独立运行，提高了系统的灵活性和可维护性。医院通过大数据中心平台，将现有各大业务系统运行的数据进行集中收集，将各类运营数据和临床数据按照应用层次进行主题数据归集，并且建立起多个面向院内不同医务工作者的不同的数据分析服务功能，为全院各层次医务人员提供更加统一、完整、高效的临床数据源，为医院精细化管理提供更为有力的数据支撑。

医院建立的大数据中心完全以"患者"为核心，进行医疗资料的采集、存储和展现，使医疗数据的储存和呈现更加完整，也能够更有效地协助医院的临床、行政管理等部门推进医疗管理，真正实现了医院"提高医疗服务质量"的目标。除此之外，数据中心还构建了一个能整合医疗人员、各类医疗仪器、各类应用软件的面向终端用户的医疗信息咨询、检索、展现、医疗决策支持平台，让医疗工作者能够更加高效地使用医疗数据，辅助医疗工作。在质量安全方面，基于大数据中心的数据统一存储模式，医院可以更加便捷地实现多个质控闭环的状态监控与追踪，让医疗安全质量得到一定程度的提升。例如检查检验类医嘱，通过数据中心，医院就能实现从申请、核收、计费执行到回报结果的全流程监控，从而加强医嘱过程管控，实现全流程闭环管理，确保医嘱过程的规范。

据不完全实时数据统计，这个基于 Hadoop 大数据框架建立的全院大数据平台，其日均吞吐量达 85 万条，总存储量达 21.8TB、13.6 亿条记录，为医院面向临床、科研、管理等实现高质量发展提供强有力的数据支撑。如今，依托完善的硬件基础支撑设施，医院在保障医疗数据安全的同时，已让各个职能部门的工作融入统一的医疗信息化系统中，让信息共享、数据联通，让互联共享成为现实，为担当起保障人民医疗健康的重任发挥着重要的作用。基于 Hadoop 建设的医疗健康大数据平台获得同行业的高度认可，省内兄弟医院也陆续开始建设类似的大数据平台。

随着科技的发展，信息系统的构建和改变必将促进新型医疗服务模式的产生。拥有大规模的高质量数据，让数据说话，在某种程度上，是医疗行业进步的必然，也是智慧医院建设的基本要求。在医院数字化改革的进程中，作为新建医院，要切实做好互联共享，让医院与时俱进，迈向数字化时代。

智慧医院，引领便捷医疗新服务

随着医院信息化建设的推进，如何借助平台实现医疗服务升级创新成为新课题。优质服务是医院发展的基石，智慧医院建设旨在将现代化手段融入医疗服务，打造以患者为中心的智慧服务体系。从信息化到数字化，再到智能化，浙大四院作为新兴医院，积极引进新技术，开展自助服务、远程医疗等创新应用，实现智慧医疗、智慧服务和智慧管理的全覆盖，共建立了128项智慧医院创新应用，获得国家级试点荣誉和表扬。

服务创新，智慧服务新标杆

随着信息时代的到来，患者对就医流程的便捷性提出了更高的要求。"最多跑一次"的医疗改革不断推进医院自助服务的开展。浙大四院信息中心主任沈玉强说："医院自助服务的开展，首先要完成微信和自助机两大线上自助平台的建设，这是医院和病人连接的通道。"自助平台是一切服务的基础，医院所有的自助服务项目都必须依托此平台展开。通过微信和自助机的建设，医院成功建立起了全自助的就医服务流程。

开展自助服务是智慧服务建设的第一步，也是医院契合智慧服务改革之需的重要途径。针对患者就医需求，医院于自助机上开通约25项自助服务功能，于微信公众号上开通约35项自助服务功能，患者再也不用到人工服务窗口排长队，通过这两大通道就可以轻松完成所有预约、挂号、缴费、各类检查检验报告打印等基础功能。在满足基础功能的前提下，医院更是进一步改进，让检查检验开单环节也通过这两大线上平台实现了自助服务。在医务部、门诊事务部、信息中心、医技部门和医保办等多个科室共同努力下，医院已经开通了包括核酸检测、血常规、小便分析等在内的58项常规检验检查项目的自助开单功能，创下浙江省内之最，截至目前已服务患者超8万人次。随着这些自助服务的开展，患者就医奔

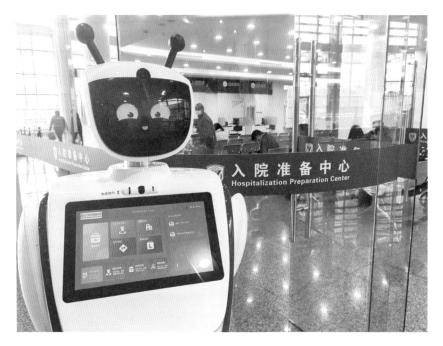

机器人导医

波的脚步已转化为指尖上轻松的触碰。

尽管现阶段的自助服务已暂时满足了大多数人的医疗服务需求，但医院永远会面临新的挑战，需要构建新的解决方案。在新冠病毒疫情之下，医院面临着严峻的防疫考验，也有必要提出全新的就医模式，减少人与人之间的直接接触，切断病毒在院内的传播途径。浙大四院因时制宜地引入自助机"语音交互"功能，实现无接触式自助就医新模式。利用人工智能，患者可以通过语音实现对自助机智能操控。只需要在自助机前用"你好，浙四"唤醒语音助手，即可通过语音助手，完成挂号、取号、缴费、自助检查检验等多项基础就医流程的操作，有效地降低患者之间病毒交叉感染的风险，同时也可惠及老年人、残疾人等不方便使用自助机的特殊人群，医院因此成为全国首家开展语音自主交互、实现无接触就医自助机服务的医疗机构。

然而，基于两大自助平台对自助服务功能进行拓展，不过是医院智慧服务的起点。随着智慧服务的快速发展，医院需更好地利用现代信息技术，将自助服务从传统模式向新兴模式进行转化。由于各类门诊业务被转移到自助平台上办理，自助平台的操作变得越来越复杂。为了能让原本便捷的自助服务持续提供便利，

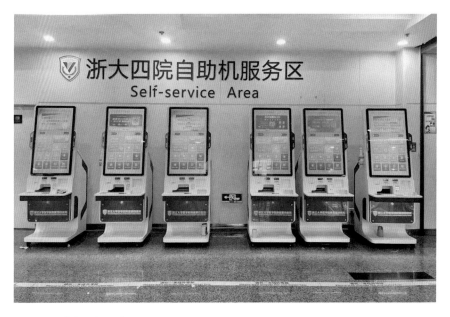

全能型大屏自助机服务区

医院打破了常规的自助设备操作流程，将以往自助设备系统的被动服务变为更加智能的主动服务。医院以数据作为驱动，将患者的身份介质变成自助机操作的第一步，通过判断患者身份主动为患者推荐需要办理的业务，无需患者在操作区选择业务种类，有效地减少了患者对自助机操作的生疏感和迷茫感。通过主动式服务流程的应用，自助机还可以节点的方式智能化引导患者办理各类业务，减少了患者在自助机上的操作步骤，让患者就医更加便捷。

在此基础上，医院充分发挥互联网技术在自助服务中的作用，在院内开展可视化就医服务。通过线上线下一体化就医服务系统，医院精准地根据每个患者所处的就医环节，借助微信、支付宝、短信等平台，实时为患者发送就诊待办清单，并自动形成图文操作提示，对患者就医全流程进行指导，既减轻了导诊人员的压力，又改善了患者的就医体验。以医院门诊就诊为例，浙大四院通过微信等渠道，实时将门诊排队信息推送至患者手机，以降低患者的过号率，提高患者就诊效率，进而提升患者对医疗服务的满意度。

对医院而言，可视化就医服务和主动式服务流程，都是为改善患者就医体验的全新尝试。浙大四院并未局限于重复已有的经验，而是不断探索，以新兴技术为支撑，以改善患者就医体验为抓手，使医疗服务成功迈上智慧化道路。

需求驱动，互联网医疗新生态

人民群众的医疗需求，总是随着时代的变化不断更新。在新冠病毒疫情的冲击下，普通疾病的线下诊疗受到严格限制，人们开始越来越渴望线上医疗服务平台的出现，国家也不断出台大量政策，大力鼓励互联网诊疗与互联网医院的发展。互联网医院是以实体医院为支撑，利用互联网为患者提供常见病、慢性病的诊疗、家庭医生签约、远程会诊、医学咨询、远程教育等全链条医疗服务的平台。它可以打破时间和空间的限制，给患者提供更便捷的就医服务，还可以依托医疗资源的互联互通，加强与基层医院的远程合作，助力分级诊疗的发展。互联网医院建设，对医院而言是件庞大的工程。无论是通过"互联网＋医疗"产品实践，开展全新的线上业务，还是通过大数据和智能技术的运用，对医疗服务流程的全面升级、医院精细化管理和医院运营效率的提升，都起到了极为重要的推动作用。

在智慧医院建设的潮流中，打造和使用互联网医院是一种必然趋势。浙大四院以人民群众的医疗健康需求为导向，着手打造了线上线下一体化的医疗健康服务新模式、以患者为中心的互联网诊疗新体系。通过积极创新实践"互联网＋医疗"产品，浙大四院互联网医院为患者提供互联网＋就医流程优化、互联网＋健康管理服务、互联网＋线上诊疗服务、互联网＋远程医疗服务、互联网家庭医生服务、互联网＋第三方协作等医疗服务内容。

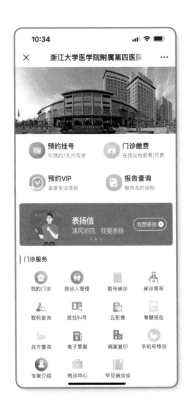

功能完备的手机移动端自助平台

医院于国内率先实现医疗服务全流程改造和医保用户全流程移动就医，建设了"全流程移动化智慧医疗服务系统"，使互联网医院实现了健康咨询、预约诊疗、移动支付、检查检验报告查询、流程引导、健康管理等功能。患者在院外可以随时获取医疗资源和健康支持，在院内可实时了解就诊进程，及时掌握诊疗结果，极大改善患者的就医体验。同时，在建设互联网医院时，医院综合利用现代 IT 技术，实现医疗业务操作和行政办公管理的全面移动化，成为国内最早建设移动护理、移动医生和移动医院管理的工作平台，医护人员可实时在线处理事务，大大提高了医院运营管理效率，节约了医院成本。

浙大四院建成了国内首批有实体医院背景的"云"医院，让更多患者通过"云"诊疗，实现了"看病最多跑一次"，成为探索"互联网＋医疗"模式的典范。随着医改的深化，智慧医院和互联网医院的发展步伐会不断加快，医院也将勇于创新发展，让互联网医院在改善人们的就医体验上发挥更大的作用。

便民惠民，智慧医保新风貌

看病离不开支付，医保报销是患者关心的大事。在智慧服务发展过程中，推动"智慧医保"平台建设是医院信息化建设中非常重要的一个环节。扎根于患者需要，建设让人民满意的智慧医院，需要积极创新的"勇气"，也需要以问题为导向的"谋略"。

在 2019 年初，浙大四院与义乌市医疗保障中心沟通，将规定病种审批权限下放至医院，由医院提供"规定病种无感智办"服务。规定病种是医保中心为保证罹患某种慢性疾病患者的正常门诊需求而制定的门诊报销政策。所谓规定病种即包含特殊病种和慢性病种，在 2019 年以前，规定病种需要患者申请，医保中

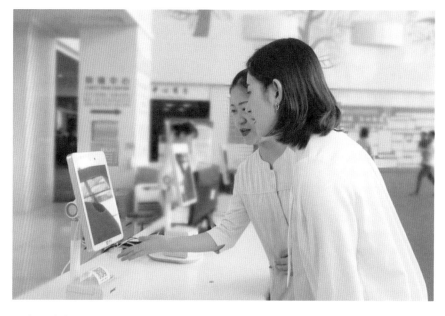

人脸识别就医

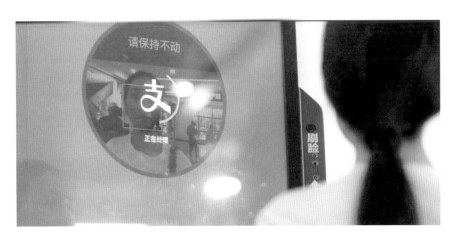

自助平台刷脸支付

心审批后方可享受规定病种待遇。医院医保医费办、信息中心、门诊综合服务中心等部门与义乌市医保中心多次召开协调会议，推动无感智办服务。浙大四院的办理模式从"线下办"转为了"线上办"，医师在门诊 HIS 医生工作站直接提出申请，自动获取患者相应诊断信息，经专家审核、门诊综合服务中心工作人员审核通过后信息自动传送至医保中心，规定病种即时生效、立等可用。同时，规定病种信息与患者医保卡信息绑定，患者日后就诊时无需携带纸质证明，让数据跑起来、飞起来，不仅优化了审批效率，方便了主治医师和审核专家操作，也进一步提升了市民就医幸福感和获得感。

"规定病种无感智办"服务实施仅一个月，院内规定病种的线上审批率就达到 98% 以上，门诊综合服务窗口关于规定病种办理的咨询量也显著降低，患者针对规定病种办理实效的投诉量也基本降低为零。目前，院内每年办理规定病种患者 4800 余人次，实现所有办理的患者都能少跑腿、零跑腿，真正践行了医疗卫生系统的"最多跑一次"政策。

浙大四院医保医费办主任朱美玲说："我们开展的'规定病种无感智办'只是浙大四院'智慧医院、智慧医保'建设的缩影。通过医院信息化能力提升，信息化建设融入医院的每一个就诊流程，在完善患者就诊体验的同时提升了医院运营效率，这正是浙大四院不断改进智慧服务的追求。"

用数赋智，迈向数字医疗新时代

在全球数字化浪潮下，推进智慧医院建设，深化医疗服务变革，数字化转型是关键。数字化医院建设融合 5G、区块链等前沿技术，提升医疗服务水平，创造便民利民新体验。浙大四院以患者需求为导向，超前规划数字化发展，运用新兴技术，取得多元化发展成果，开启数智医院新时代。

送医上门的移动数字医院

人民群众的健康重在"早发现、早诊断、早治疗"，目前，浙中地区医疗存在偏远地区就医难、基层医疗资源匮乏等问题。为此，医院积极探索医疗领域数字化改革新模式，提出了"移动医疗"的概念，基于 5G+ 互联网等新技术，努力打造"5G 移动数字医院"服务新模式，着力建设浙中百姓身边的医院。

2021 年的夏天，一辆写着"浙大四院移动数字医院"的大巴车缓缓驶入义乌市城西街道，开始了一场巡回义诊活动。移动数字医院利用移动医疗车，借助以 5G 为核心的信息化支撑技术，开展以应急救援、重大医疗保障、远程医疗、疾病筛查、移动义诊、移动体检和慢病筛查专病管理为主的移动式医疗服务，提高全民健康管理意识，满足全民健康需求。

移动医疗车以 9 米大巴车作为基本医疗载体，加装车载 CT、B 超、心电图、肺功能等检查设备，离心机等检验设备，融合各种可穿戴式智能监测设备（心电贴、智能手环等），联通各类医疗数据，利用 5G+ 互联网技术将所有数据实时

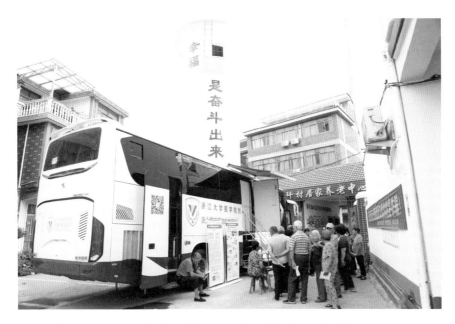

移动数字医院下基层——走进义亭镇王阡二村开展免费肺结节筛查

传输到医院大数据平台，在一辆功能齐全的车里就可以体验到与医院一模一样的筛查服务，方便快捷。

移动数字医院通过实现建档预约挂号、微诊室线上线下接诊、移动检验检查（CT、B超、心电图、肺功能、抽血等）、检验检查结果联网互通、远程会诊、移动护理、药事指导、无人机物流、专病数据库管理等全医疗流程服务，将优质医疗资源的触角延伸至基层，在社区基层与医院之间搭建了就医绿色通道，解除了就医空间、交通、设备等诸多方面的限制。患者可直接在这辆车上获得与医院一模一样的筛查服务，在车上所完成的CT、心电图等检验检查结果数据，也会被实时同步传输到医院大数据平台，院内院外的专家可同时阅片，及时作出诊断。同时，移动数字医院内装载有人工智能诊断系统，可以自动判断肺结节的大小、形态等特点，为医生诊断提供有效的参考依据。检验检查结果现场可读取，所有处方、检验检查结果都"装在手机里"，随时可以查看。诊断有问题的，可直接预约到医院就诊，实现完美的医疗服务全流程闭环管理。

"5G移动数字医院"项目的打造，真正实现了"零距离医疗"，让患者少跑路，送"医"上门。至今，移动医疗车已经行驶7000多公里，筛查肺结节、甲状腺、乳腺、前列腺等疾病16000多人。浙大四院也因此成为国家工业和信息化部和国

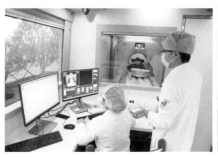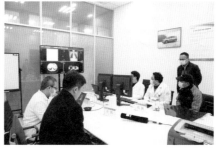

移动CT现场检查（左）、院内专家远程阅片（右）

家卫生健康委 5G 信息化应用试点单位，其中仅该项目就获得了国家和省里大大小小七次奖项，特别是获得了 2022 年度国家卫生健康委数字健康典型案例的通报表扬，浙江省仅两家省级综合医院获此殊荣。王凯书记指出："'5G 移动数字医院'是我们对未来移动医疗的积极创新和探索。随着'移动数字医院'功能和服务的不断完善，为浙中百姓带去触手可及的优质医疗服务。"

迅速快捷的5G急救车

急救车，几乎是每家医院必备的。对于急救车运输而言，时间就是生命，缩短急救时间，就是挽救一条生命。如何让急救车变得"更快"，是每个医院都要

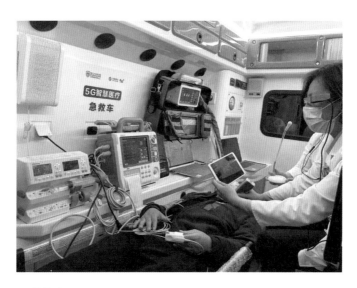

5G急救车

思考的问题。

浙大四院首先将目光锁定在 5G 技术上，在医院的支持下，急救中心引进了 5G 急救车。除了在车内配备传统急救车中的医疗设备以满足生命支持、紧急抢救等需要外，还在急救车中配置了 5G CPE 设备，可以实现急救车与医院的联网互通，打通急救车与医院内部信息系统的数据互联。突破传统急救车将患者送至医院后再对患者进行建档这一较为低效的信息传输交接模式，5G 急救车实现了患者上车即入院、生命体征自动采集与传输、远程会诊等功能，大大提前患者入院操作流程，极大地提升了急救患者的生存率。

到目前为止，浙大四院接连投入使用了 5G 远程会诊中心、5G 移动远程超声系统、5G 院前急救车、5G 无人机运输、5G 手术室机器人等，不断地为提升医疗效率和医疗质量而努力。将 5G 技术之"快"，应用于拯救生命之"急"，浙大四院将技术恰如其分地运用到医疗场景中。这也是浙大四院的每一次创新都给患者带来更高质量医疗服务的关键。

拉近距离的无人机配送

随着数字化改革的深入，浙大四院开始不断探索更新、更便捷的医疗形式。如果说移动数字医院和 5G 急救车是针对"人就医"的改革，那么浙大四院推动

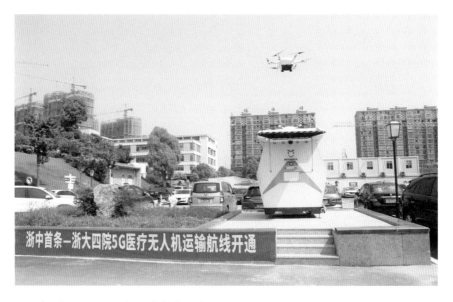

2021年5月25日，无人机运输航线开通

的"5G医疗无人机运输"则是针对"物运输"的变化。

浙大四院除了总部外，现辖还有福田、廿三里两个医共体院区，距离总部有3公里左右。医共体和总部来往密切，彼此之间经常需要交换医疗物品，比如，医共体无法进行的检查项目样本、总部才有的药物等，时常需要工作人员开车往返于两个院区之间进行交接，显然这种模式既耗时又耗力。

浙大四院就此提出了创新模式，尝试投入使用无人机运送，构建起各个医疗机构之间的专属（共享）物流通道。无人机可以不受交通影响，不设专职运输人员，对医护也不增加额外负担，利用科技手段让医疗机构间的业务协同从"信息即时互联"升级为"物资即时互联"。

一旦想法被提出，年轻医院的接纳性和执行力再次得到了认可。医院很快在行政楼门口建设了一个无人机停机坪。现在各个医疗机构的药品、样本都采用无人机运输模式，将物品放置在无人机即可自动运输，大大减少了时间和人工成本。每天，无人机穿梭在两个医疗机构间，让总部与医共体之间的联系更加紧密，让老百姓看病更加便捷。

全自动的高端机器人

缩短距离是节约时间的一种方式，提高效率同样也是医院医疗数字化改革的重要内容之一。随着科技的发展，自动化不断提升着工作效率，机器也可在某些特定方面代替人工。因此，利用先进技术提高医疗工作者的工作效率，也成了浙大四院的研究课题。

浙大四院作为新建医院，人才是紧缺资源。因此，引入自动化"机器人"成为浙大四院在数字化改革中进行的大胆尝试，其中便包括样本运送机器人。医院里许多进行检查采样的患者，每次都需要穿过长长的、人来人往的过道，再将样本运送到检验科室，既麻烦又不安全。为了更好地方便患者，医院在门诊和手术室等处引入很多样本运送机器人。患者采取样本后，不用拿着样本来回走动，直接放在机器人上，机器人可自动运送到各个检验科室，既减少院内人员的流动，又减少样本运输过程中的麻烦。

另外，医院还不断尝试引入其他"机器人"，如2014年就开始使用的院内小车物流系统、药剂科发药机器人等，在减少人工运送的同时，大大提高了运输效率和准确性。除了引入技术成熟的"运输机器人"，浙大四院还引入了创新化"机器人"，例如医院自动抽血机。这台自动抽血机的机器名为"静脉智能穿刺

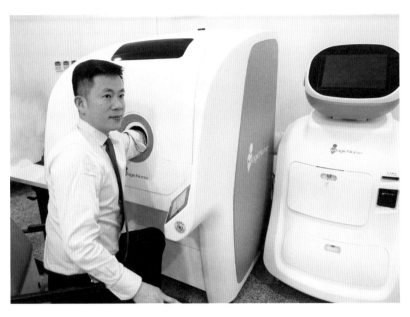

党委书记王凯体验自动抽血机

采血机器人"，拥有中国完全自主知识产权，能自动完成扎压力带、喷消毒液、装载采血针、装载采血管、识别静脉血管、精确穿刺、采血量控制、血液混匀等全链条血液样本采集工作。

　　使用自动抽血机采血，只需将手臂放置在采血口，机器会自动对准采血部位进行采血。整个过程，除却速度略慢于人工采血外，精度和疼痛感几乎与人工无异。自动抽血机投入使用后，不少患者自发开始体验这项服务，反响很是热烈。

高精尖的智能虚拟人

　　人工智能作为引领人类社会未来走向的战略性技术，对人类科技发展、产业进步以及社会变革等均起着巨大的推动作用，越来越深入渗透进医疗领域。随着人工智能领域中语音交互、计算机视觉、认知计算等技术的逐步成熟，人工智能技术与医疗领域不断深度融合，已逐步成为影响医疗产业的重要因素。

　　医院乘着人工智能技术发展的"春风"，积极探索并推进"高精尖"虚拟人相关新技术、新手段的应用，大力推进智慧医院建设，重点内容包括人工智能治疗新模式、医学影像辅助诊断、快速精准的智能医疗体系等。积极应用人机协同的手术机器人、智能诊疗助手，研发数字化柔性可穿戴、生物兼容的生理监测系

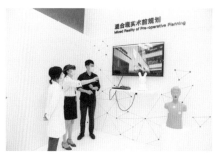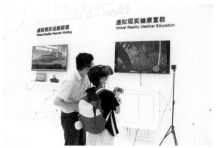

虚拟现实技术体验医学科普宣教

统，制订人机协同临床智能诊疗方案，实现智能影像识别、病理分型、智能多学科会诊和健康大数据智能分析等。

同时，医院积极研发用于医学影像多维分析的智能软件，构建数字化智能虚拟人，具备数字化解剖结构、全方位立体操控、全量全要素医疗信息融入，主要应用于数字化医学影像领域，实现数据可导入导出、2D阅片、三维体绘制、三维面绘制、交互式分割、测量等功能，将DICOM数据直接生成可用于3D打印的stl格式文件，实现目标器官组织的自动提取。

通过智能手术规划，该项目可凸显自动化程度高、人机交互少、响应速度快、三维重建精度高等优势。同时，经过术前规划，可设计个性化手术方案、进行手术风险评估、降低手术复杂程度以减少患者创伤和痛苦，具有巨大临床诊断价值。数字化手术规划克服了外科医生的视觉局限，使数据测量更加准确，诊断更为精确，手术更加精准高效，符合当代医学发展的新方向——倡导精确诊断、精准分型、个性化治疗的精准医学。将数字化技术融合于线上线下一体化的医疗服务模式，进一步提升资源应用效率和医疗质量管理水平，持续助推智慧医院建设高质量发展。

在智能化浪潮下，智慧医院建设不仅是完成国家标准的内在要求，更是适度超前规划布局，将各种新技术应用于医疗领域，以凝聚创新和人文的精神内涵，迈向以数赋智的智慧医院新时代。浙大四院通过先进理念的倡导和新兴技术的应用，以需求为导向，以创新为驱动，努力建成具有示范引领作用的智慧医院。

与时俱进，探索未来医院新模式

随着智慧医院建设的深入，医疗改革取得显著进步，但医院面临的挑战犹存。为满足患者不断变化的需求，浙大四院首创数智健康创新中心，推动智慧医院发展。创新是医院前行的动力，是勾勒未来蓝图的责任。创是实践，新是想象，源于坚持和群众需求，助力医院持续迭代以迎接未来挑战。

骋怀游目，建立数智健康创新中心

随着科技的日新月异，智慧医院建设进入高速发展的黄金期。为创新探索智慧医院的发展新模式，浙大四院成立了数智健康创新中心，通过联合医疗、管理和信息技术等各方面人才，应用信息化手段，基于5G等各种关键技术进行研究，开展各项创新项目的应用建设，形成数智健康协同创新评估新模式。这种模式，在推动医教研协同发展的同时，能够有效推进智慧医疗、智慧服务和智慧管理的高质量加速度发展。

在医院的统筹下，数智健康创新中心占地约1500平方米，主要划分为路演区、研发区和展示区。路演区由医院管理层、医、技、护、药等工作人员提出创新想法或思路，公司产品经理进行初步评估，通过医院和公司双向选择，组建产品研发攻关小组，再将想法或思路进一步形成产品需求，进行项目路演；研发区提供办公场地给产品经理、设计师、开发工程师和测试工程师等人员进行日常办公使用；展示区开展产品的展示和体验试用，也可供院内外其他人员进行参观考察。

医院通过举办院内创新项目比赛及与国家级、省级协会合作举办创新大赛，定期发布创新项目清单，吸引外部信息化公司入驻数智健康创新中心，形成以创新项目产出为目的的合作机制。除此之外，数智健康创新中心不仅有较为完备的办公环境条件，也提供极为充足和便利的计算、存储和网络等资源，在院内建立了私有云服务，满足条件的入驻公司均可提出使用申请。

医院也为数智健康创新中心配齐了办公设备和会议室装备等。数智健康创新中心的办公电脑采用超融合和虚拟桌面，小型会议采用云屏演示；电子病历数据和影像数据通过脱敏关键技术处理提供人工智能模型应用；数智健康创新中心涉及的软硬件资源和数据资源均在安全措施保护下，确保产品协同推进。同时，在人员方面，由信息部门牵头，抽调医务部、护理部、科研部和临床医护人员组成管理服务团队，共同推进数智健康创新中心的日常工作和具体创新项目的开展。

迄今为止，医院成立的数智健康创新中心已经具有独立的网络、计算、存储和 GPU 等资源，良好的软硬件办公环境和一支集医技药护、管理、研发等各类人才的优质项目团队。在创新大赛中评选出的优秀项目在医院孕育转化，首批重点孵化产品也已经开始在实际医疗场景中进行部署和试点应用。目前，依托数智健康创新中心开展的"医工信"交叉应用基础研究，已获批金华市医学重点学科一类支持，"面向数字医疗新基建的强智能电子病历关键技术研究及示范应用"获批浙江省2024年度"尖兵""领雁"研发攻关计划项目。还有智能医务管理系统、信息中心管理系统（IMIS）、智慧门诊管理系统、环境卫生检测系统、检验成本管理系统、会议议题管理系统、外包管理系统等12套研发的软件产品，均在医院实际场景应用，部分软件产品还在全国推广应用。

深谋远虑，构建高弹智融超算中心

在这个数字化时代，超级计算机不仅是科学研究的利器，更是各行各业创新发展的重要推动力，尤其是在医疗领域，超级计算机的应用前景十分广阔。为了加快医院云化部署，实现资源共建共享，浙大四院以医院、国际医学院和国际健康医学研究院"三院一体"协同发展模式，构建了一个高性能弹性融合的超算中心，以满足科研协作及算力的迫切需求，未来将作为浙中地区公共算力平台，为学术界、企业界以及医疗机构提供强大的计算资源和存储资源，推动浙中地区科学研究、工程应用和技术创新的发展。

在医院的统筹下，超算中心投入了大规模的计算资源和存储资源，包括 150

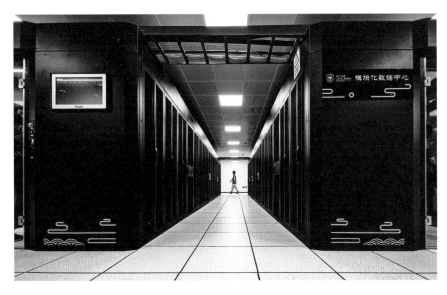

超算中心机房

台双路计算节点、10 台双路胖节点、15 台国产双路计算节点、4 台 AI 推理训练服务器、6 台国产 AI 推理训练服务器等硬件设施，以及集群管理软件、调度系统、网络系统和安全系统等软件设施和用于分布式并行存储和备份存储的软件。同时，利用深度学习、计算机视觉、大数据分析和生成式人工智能等新技术，用以实现算力资源的弹性灵活调度，确保存储资源的安全可靠。

借助超算中心强大的高性能计算资源，采用最新的计算技术和架构体系，用于处理和分析大规模的医学图像数据，实现医学图像的智能分析和诊断。通过自动识别和定位疾病标记、辅助医生进行图像诊断，大幅提高诊断准确性和效率。另外，还可以进行医学图像的虚拟增强和重建，提供图像更清晰和细节更丰富的图像信息。通过对医疗数据的挖掘、分析和模式识别，加速基因等组学数据的处理、比对和分析过程，帮助医生解读患者的基因、蛋白质、代谢等信息，预测疾病风险，开展精准治疗和药物设计。依托强大的并行计算和分布式计算能力，快速处理大量的医疗数据和复杂的算法模型，加速数据分析、模拟和训练过程，从而提高医学研究、诊断和治疗的效率和准确性。

目前，超算中心一期已经筹建完成，支持开展相关 PI 研究工作，近五年共发表影响因子 5 分以上 SCI 论文 163 篇，部分科研成果已发表在 *Nature* 杂志上；近五年共获批国家级项目 71 项，承担科研项目 631 项，经费共计 1.459 亿元，其中 2023 年度国家自然科学基金共立项 22 项，获批项日数再创新高。未来，超算中心将成为医疗领域的重要力量，加速医学科研进步，提高疾病诊断和治疗水平，推动医疗健康事业的发展，为实现智慧医院建设发挥重要作用。

高瞻远瞩，打造融合创新"未来医院"

未来医院是什么样子的？这是医院发展要探索的永恒问题。未来医院蓝图如何绘制？这是时代留给新兴医院的课题。随着科技的不断进步，越来越多的全新技术出现在医疗领域，为未来医院的发展创造了全新的可能。然而，创新项目的孵化和落地之间，医院尚有一段发展过程。在加快夯实基础设施建设的初期，医院持续推进数据资源共建互联，打造出全场景、全要素、全流程的优质医疗服务，不断提高医疗健康服务的可及性；伴随着 5G、区块链、物联网、云计算、大数据、人工智能等前沿技术的快速发展和深化应用，浙大四院又不断推动智慧医院建设多元化发展，推进医教研协同创新、融合应用，联合高校、企业等多方通力合作，共同打造全新的未来智慧医院雏形。

浙大四院别出心裁地打造了一个未来医院智慧医疗体验区，在这个体验区里，通过最真实的环境，展示数智健康创新中心的项目以及一些新兴的智慧医疗应用。体验区为参观者展示医疗应用的操作和互动，让其亲自参与体验新兴医疗服务的全过程，身临其境地感受未来医院的创新性和便利性。体验区如今坐落在

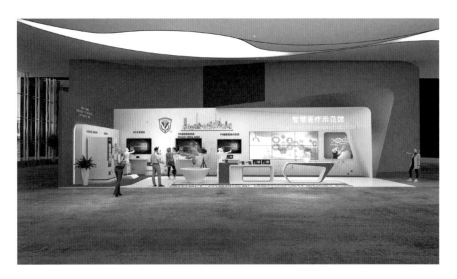

未来医院体验馆

医院的门诊大厅里，占地约 150 平方米，当前展馆对外开放柔性心电电贴、检查检验自助开单、人工智能随访中心、人工智能语音电子病历、智能病历质检系统、诊前病史采集系统、智能导诊系统、全息医学影像系统、5G 健康云诊室、混合现实术前规划、虚拟现实远程探视系统和虚拟现实健康宣教系统等 12 个首批智慧医疗体验项目。

浙大四院建设未来医院智慧医疗体验区，为的就是在创新中抢占先机。作为新兴科技产物，这里的每一项技术都是医院大胆创新下果敢的尝试，也是中国智慧医疗未来的发展趋势。发展的本质是创新，未来医院的模样，即是善于思考、勇于创新的医院的面貌。在浙大四院窥见的未来医院的面貌，定会在未来成为现实。如今，未来医院智慧医疗体验区成为当地科学技术协会的科普教育基地，为广大学生及科技爱好者提供了前所未有的智慧医疗新体验。

未来智慧医院的建设，是一场循序渐进、不断发展的远征。智慧医院的建设发展只有进行时，没有完成时。时代从不眷顾因循守旧、满足现状者，从不等待不思进取、坐享其成者，而是将更多机遇留给善于和勇于创新的医院。未来，年轻的浙大四院将以强大的创造能力厚积薄发，创建全新的智慧医疗体系，探索别具一格的未来医院之路。

小 结

实现医院高质量发展，信息化是必由之路。在过去十年里，医院高度重视信息化建设，投入了充足的人、财、物等资源，在全院共同努力下打下了医疗信息服务和信息技术的坚实根基，促进了医教研融合发展。

苟日新，日日新，又日新。这句出自《礼记·大学》里的名言，恰到好处地表达了浙大四院在建设智慧医院进程中保持的品质：时刻保持更新，持续不断地创新再创新。医院始终坚持"以人为本"，以提供优质服务为宗旨，以加快信息技术赋能医疗和医院管理为目标，快速提升医院数字化、智能化水平。未来，医院将加快新一代医疗信息系统、电子病历、医学检查检验、行政管理等智慧场景建设步伐，为医院争创一流业绩保驾护航。医院将一如既往地强化信息化先进技术的开发和应用落地，努力使信息技术成为医疗业务的"大脑"及医疗管理的"智囊"，在数字化改革的浪潮中，当好主要实施者的角色，抢先实现医院的全面数字化。

5

—— 春风沐雨，文化铸魂

高质量发展「原动力」

以求是为基石，求是是科学必备的态度和精神，是具有深厚历史底蕴的百年名校浙江大学的文化传承，也是时代对医学发展的要求，是医院可持续发展的保证。以创新为灵魂，创新是医院发展的根本动力，医院倡导创新理念，鼓励医疗、教学、科研、管理等全面创新，惟创新者进，惟创新者强，惟创新者胜。以人文为核心，人文是人类文化中先进的价值观及其规范，医院倡导一切以患者为中心，让员工在爱的氛围中工作的人文精神。以卓越为目标，在浙江大学迈向世界一流大学前列的征程中，浙大四院以高远使命愿景为引领，以"更高质量，更加卓越，更受尊敬，更有梦想"的战略指引，实现医院跨越式发展。

公立医院高质量发展不仅需要人才、医疗设备、医术水平等医疗硬实力，也需要杏林春暖、医者仁心的文化软实力，打造有温度的医院，提供有关怀的医疗，培养有情怀的医生。着力营造尊重人、理解人、关心人、爱护人的良好氛围，营造鼓励干实事、干成事的职业竞争环境，引导广大医务人员确立正确的价值观和人生观，弘扬职业精神，引领职业新风尚，激发员工的热情，通过文化潜移默化的作用，提升医院软实力。医院文化建设包含物质文化和精神文化两个层面，物态文化包含医院建筑、布局、设施、绿化、环境等方面，精神文化旨在形成和凝练理念，并将这理念成为大家的共识，渗透于日常管理中，指导和引领医院建设发展。

浙大四院医教研管综合实力不断提升的过程，是全体员工不懈奋斗的历程，而医院文化内涵便在这个过程中得到淬炼和丰富。浙大四院文化内涵里包含着大战大考中的担当和奉献文化，攻坚克难中的拼搏和奋斗文化，危重救治中的敬业和关爱文化，职工之家建设中的团队向上文化，有追求极致的创新和品质文化，有永葆初心的廉洁文化……

浙大四院所倡导的文化，是全体员工在不断探索和实践中积累的先进文化，它来自全体员工对美好生活的追求，能够激发出全院员工的创造力和创新活力，最终引领和推动医院的建设发展。当先进文化铸进每一个人的灵魂，便成为医院发展的"软实力"，为医院高质量发展提供不竭原动力。

使命中显情怀
///////////////////

情怀是一种对初心使命的忠诚坚守，更是对理想抱负的孜孜追求。浙大四院，肩负着中央"加快优质医疗资源扩容和区域均衡布局"的使命担当，在一批批干事创业的奋斗者们努力下，以"舍我其谁"的担当情怀，"衣带渐宽终不悔"的奋斗情怀，"俯首甘为孺子牛"的为民情怀，拼担当，显情怀，比作为，用实际行动践行"求是创新人文卓越"的核心价值观。

花甲之年，白衣执甲

在浙大四院住院大厅，有一架钢琴，时常有志愿者们前来弹奏，琴声优美，传递着浙大四院浓浓的人文情怀。说起这架钢琴的来历，令人倍感鼓舞。

2020 年初新冠疫情暴发，就在元宵佳节的晚上，浙大四院首任院长、感染病学专家陈亚岗接到浙江省卫生健康委领导来电："让你老将出马，驰援武汉抗疫行不行？""行！"陈亚岗毫不迟疑地回答："年过 60 还能再战斗一次，对我来说是一种幸运！"这是浙四人"舍我其谁"的担当情怀。

到达武汉后，他夜以继日开展方舱建设。他感慨第一批进舱医护："他们真的很伟大，没有一丝一毫害怕，这时候更能体会到什么是置生死于度外！"他像老父亲一样千叮万嘱："防护工作不能马虎一点点。"在武汉，他建设了 3 个方舱医院，见证了武汉的 49 个日日夜夜。在黄陂方舱，他深入舱内开展查房，用他的专业精神和人文关怀为方舱顺利运行奠定坚实基础。他带领的第三批援鄂方舱医疗队是浙江省经管患者人数最多、换防次数最多的医疗队，他本人荣获"全国卫生健康系统新冠肺炎疫情防控工作先进个人"称号。

2020年2月28日，当时仍是武汉各家方舱医院攻坚克难的重要时期，浙江企业家王孔夫妻在朋友圈里看到了浙大四院陈亚岗带领浙江省第三批医疗队援鄂的新闻报道，看到花甲之年毅然白衣执甲的陈亚岗老院长在风雪中的身影，看到穿着厚厚的防护服在方舱医院利用广播抚慰人心、被网友称为最美"浙江之声"的蒋思懿医生；还有一张张医患拿着巧克力在方舱内共度情人节的灿烂笑脸……深受感动的夫妻两人特意通过朋友联系上了陈亚岗老院长，表达想尽可能捐钱捐物的意愿，以尽绵薄之力。陈亚岗老院长代表队员们表达感激之余，婉拒了这份善意。"你们的大公无私令我敬重，这还是我头一次提出来捐钱，被拒绝的。"王先生与陈亚岗老院长相谈甚欢，愈加敬佩老一代医者高尚的医德风范。

后来，听到朋友说起，陈亚岗老院长一直有个心愿——那就是等退休时给医院捐赠一架钢琴，让医院飘荡着艺术和音乐的气息，让匆忙就医的患者放慢脚步、抚平焦虑，让医院员工们多一个心灵憩息的场所。王先生很快有了新的决定——向浙大四院匿名捐赠一架钢琴。钢琴在援鄂英雄回义前顺利抵达医院，成为援鄂英雄们到家后收到的最为惊喜的一份礼物。

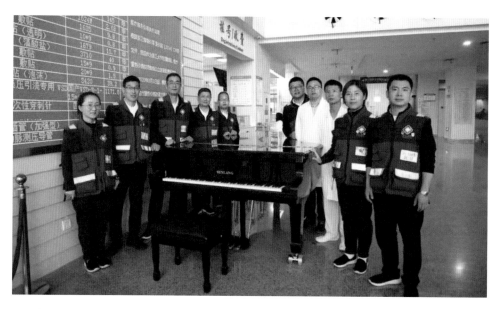

2020年5月，浙大四院10位援鄂勇士凯旋与钢琴合影（左起：蒋思懿、王新国、陈亚岗、姚建根、李宁、李炅昊、顾海波、翁晨曦、吴小萍、陈华）

"己亥庚子之交，新冠肆虐荆楚，国难当头。四院十勇征武汉，四十九天战疫魔，不辱使命胜凯旋。王孔伉俪，贤达德善，赠琴于此。音乐为媒，慰藉常在，愿祖国山河无恙，国泰民安。"（捐赠附文）

这架钢琴见证了医院一次又一次出征，见证了老院长陈亚岗 2020 年援鄂、2022 年援沪及义乌"8.2 疫情"的经历，更见证了浙大四院践行人文理念的点点滴滴。

有一种大爱超越生死

有一种尊严，叫换一种方式活着；有一种挚爱，超越生死，大爱无疆。浙大四院自筹建以来，一直倡导"大爱无疆"的人文精神，从 2013 年起，坚持"微笑行动"，公益足迹遍布世界各地。被浙大四院的文化感染，2015 年，首例义乌人在义乌捐献器官在浙大四院开展。这几年来，在浙大四院进行器官捐献的患者越来越多，这珍贵的"生命礼物"帮助了其他人生命得以延续、重建光明。正如"大体老师"家属所说："在浙大四院捐献，是一种荣幸。"何其有幸，我们将这一份超越生死的大爱进行再次传播。

罗盛教是义乌市苏溪镇初级中学的科学老师，高级教师，曾经担任学校副校长、学校工会主席。罗盛教确诊肺癌晚期，先后使用靶向治疗和化疗，但仍无法阻止病情进展，癌细胞扩散至全身多个部位。2022 年 6 月初，病情恶化，他住进了浙大四院呼吸医学中心。当人生即将进入终点，他被浙大四院尽心照护他的医护人员的职业精神所感动，并思考如何为社会做出最后的贡献。作为一名科学老师，他深知遗体捐献对医学研究意义重大，也知道国内遗体捐献的数量还远不及发达国家，于是，他查询了遗体和器官捐献的相关资料，请教杨莉医生关于遗体捐献等事宜，并决定在死后捐献出遗体和眼角膜。2022 年 7 月 4 日下午，罗盛教在浙大四院呼吸医学中心安静辞世。亲属们和浙大四院呼吸与危重症医学科医务人员围绕在病床边，默哀、鞠躬，献上一束束白菊花，和他做了最后的道别，表达深深的敬意。遗体标本被送往浙江大学医学院，捐献的一对眼角膜将给眼疾患者带去光明。

这种无私而高尚的大爱精神，在浙大四院不断升华。

邓顺凤是浙大四院 2021 级护理学专业研究生。2022 年 12 月，邓顺凤接到贵州省红十字会的电话："你是中国骨髓库入库志愿者，有一名患者和你的造血干细胞高度匹配，请问您有捐献的意愿吗？"深思熟虑后的邓顺凤坚定地回复："我同意捐献！"

在浙大四院重症监护室轮转实习的邓顺凤，在这里感受到了大家庭的温暖，接触了许多重症患者，对生命有了新的感悟："希望自己能够向前辈老师们学习，更能够和患者去共情，去感受他们的困难和痛苦，尽己所能带去治愈和帮助。"

作为邓顺凤的研究生导师，浙大四院护理部副主任杨丽黎对她十分赞许："顺凤是一名党员，本科期间表现突出，由贵州大学保送到浙江大学，一直以来都非常优秀，我们希望她能够安心没有压力地完成这份神圣的使命。"

顺凤的"勇敢"也激励了许多同学。同门师姐冉露露在为她送行时说："这次了解了她的捐献过程，我也想去中华骨髓库登记入库，希望能够和有需要的患者匹配上，为他们提供帮助。"

爱具有一种强大的共情力和感染力，给自己和他人带去希望、温暖和力量，大爱精神在浙大四院继续传递。

生命的托举

2022 年 7 月 21 日，浙大四院上演了一场惊心动魄的"生死时速大抢救"。胎心监护显示，胎心音突然异常下降，产科杜敏敏医生第一时间进行内检，摸到了脐动脉搏动。"5 床，脐带脱垂！赶紧抢救！"还没反应过来发生了什么，产妇龚女士迅速被奔涌而来的产科医生、护士包围住。此时，闻讯赶来的浙大四院人文产房助产士组长、助产士丁莉将手置入产妇产道内，发现胎儿头部和脐带紧靠在一起，于是迅速跃上产床，立即用两根手指稳稳托住胎儿头部，缓解胎头对脐带的压迫，且一直保持这一托举动作到手术室。

脐带脱垂是一种发生率极低的产科急症，是指分娩过程中胎膜破裂时，脐带先于胎儿进入阴道。脱垂的脐带一旦受到压迫造成血循环阻断，会让胎儿在短时间内死亡。

产妇突发脐带脱垂，胎儿生命危在旦夕，人文产房立即启动紧急剖宫产红色警报，从决定手术到争分夺秒转运手术室，再到最终顺利剖出胎儿，仅花费 9 分钟！这令人胆战心惊的 9 分钟里，助产士丁莉全程跪在产床上，用手托举住了胎儿的"生命线"。

"真实的抢救远比影视剧让人热泪盈眶，感谢自己在一个团结、专业、高效的团队之中。"完成抢救之后，助产士丁莉发了这样一条朋友圈，配图正是酣睡中的小宝宝。她说，真实上演的抢救甚至比按计划进行的演练更加快速，转运中

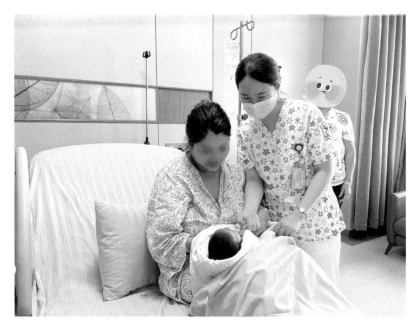

托举生命的助产士与产妇母子

有的是原本正要下班的同事，听到抢救立马赶过来帮忙，有的是瘦弱的护士选了最辛苦的转运位置，险些不慎摔伤，有的同事因为跑得太快扭伤脚踝。

人文是医院的核心价值观，也是 LDRP 产房的名称。人文的一笔一画，是每一名医护人员共同书写的。

中国工程院院士、北京协和医院妇产科主任郎景和曾说，医生给患者开的第一张处方，应是关爱。同理，对于医院来说，它给每一个走进来的人第一张处方，也应该是关爱。"浙四人"用自己的行动诠释着"关爱"背后的真实含义——始终保有敬畏之心。

敬畏生命，生命属于每一个人，只有一次而已，弥足珍贵；

敬畏患者，患者把生命交给医护人员，他们是医生们的老师；

敬畏医学，医学是未知数最多的浩海，是庄严神圣的事业；

敬畏自然，自然是规律和法则，要去探索、认知和遵循。

如此，方知宇宙浩瀚，自然可畏，生命可敬。

拼搏中显实干

///////////////////////

　　"最好的感情，是彼此成就。有人为医院发展苦心孤诣彻夜不眠，有人奔波于双城无怨无悔，有人敬业奉献不求回报，有人精研业务树起品牌。从无到有，从有到优，浙大四院的成长教会我许多道理，比如格局、胸怀、目标，最重要的当属'实干'。"在《我与医院共成长》的征文比赛里，一位员工如是说。

　　无论是争分夺秒地抢救手术台上呼吸骤停患者，还是多学科全力救治车祸重伤4岁男孩，为三甲争分夺秒奋力拼搏，无不彰显着浙四人的求真、务实、智慧、团结和拼搏。

争分夺秒抢救，90秒盲眼植入支架

　　2023年12月23日，57岁的患者黄先生出现剧烈的咳嗽、后背疼痛，来到浙大四院急诊科，初步判断为主动脉夹层（一种严重的心血管急症，死亡率极高），立即开展检查，发现黄先生的主动脉已经破裂，并发现大量的胸腔积液，情况十分紧急。心胸外科和血管外科医生第一时间讨论，决定手术方案，认为开展介入手术植入支架最快、最有效。

　　"急诊手术，马上送介入室！"黄先生被紧急送到介入室。血管外科医生楼炎波在完成穿刺建立通路的瞬间，发现患者的股动脉血管突然没了搏动，同时耳边响起刺耳的警报声，心电监护仪上，血压拉成了一条直线。患者的血压消失，心搏骤停。"用最快的速度放入支架，再加上心肺复苏，争分夺秒，才能换来一线生机！"楼医生的脑海里闪过这个念头。不一会，全院响起广播"放射介入手术室999"，医院应急抢救流程启动。手术台上，楼医生迅速将少量造影剂手动推入患者体内，显示屏上出现一个朦胧的显影后，他凭借经验迅速把支架送入理想位置，释放支架封堵夹层。原本至少要十几分钟的支架介入手术，楼医生"盲眼"进行，仅仅用了90秒。"这里的生死是按秒计算的，根本没有时间按照原计划一步步去做血管造影、标记血管位置，必须立即改变手术方案。"事后回忆时，楼医生说："手术中压力非常大，幸运的是最后顺利释放了支架，有一种一锤定音的感觉，为后续的抢救创造了可能。"手术台的另一侧，其他医护人员轮流开展心肺复苏，短短几分钟，听到广播赶来的急诊科、重症医学科等医护人员都投入急救中，接力心肺复苏抢救，评估生命体征，关注呼吸道状况，家属谈话，开医嘱，用药，输血……

"心跳回来了！"经过急救，心电监护仪上的动脉血压波形恢复了，血压也恢复正常，接着，黄先生的颈动脉恢复搏动，心脏恢复节律地跳动，"真的救回来了！"所有人长舒了一口气。转入重症监护室后第二天，黄先生清醒了过来，生命体征平稳，能够遵从医嘱完成各项动作。

黄先生的抢救，正是医护人员对生命绝不放弃的真实写照，他们凭借过硬的技术实力，团队天衣无缝地协作配合，创造了一个个奇迹。

多学科全力救治被大货车碾压男孩

2023年8月9日，伴随着家长撕心裂肺的哭喊声和120救护车的警笛声，浙大四院急诊科接到一位骨盆骨折、大血管断裂、全身失血过半、对光反应消失、腹部及左下肢完全开放性损伤、情况很不乐观的4岁男孩。

面对这个小生命随时可能被按下暂停键的情况，浙大四院立即启动创伤中心多发伤救治流程，迅速为"旺仔"进行止血、输血、纠正休克状态等急诊手术。院领导亲自指挥，医务部协调骨科、普外科、血管外科、泌尿外科、介入室、麻醉科、手术室、输血科等科室，随即开展多学科联合会诊和救治。

"孩子的骨盆和左腿已经稀碎了，骨盆肌肉完全被扯断，皮肤损伤非常严重。不及时清创和固定，为后续血管修复、皮瓣修复'打扫战场'，这条腿就快保不住了。"院长助理、泌尿外科主任郑一春和血管外科主任朱越锋、骨科创伤中心主任毛建水共同主刀，先后行骨盆开放性骨折清创、骨盆支架固定术、血管吻合术、睾丸固定术、包皮清创缝合术、皮瓣修复术等多项手术，清理修复孩子破碎的肢干。

随后，朱越锋为"旺仔"一点点缝补血管。"探查伤口发现孩子左侧股动脉、股静脉完全断裂，整个左下肢没有一点血供。幼儿的股动脉正常直径也就三四毫米，碾压伤导致部分股动脉毁损，还需要修剪成型，无法直接吻合，只能把临近的大隐静脉取出来当作桥血管移植，再把股动脉连接起来，然后将股静脉重新吻合，恢复下肢的血供。每个步骤都要快速、小心、精准。"从朱越锋的描述中，可见手术的难度。

经过全院接力抢救，"旺仔"术后顺利转入 ICU 监护室。由于急性失血、挤压伤等导致无尿、少尿等急性肾功能衰竭、结肠穿孔、神经挫伤、开放性骨折、感染等，"旺仔"经历了很多难关。

ICU 主任李珉多次组织 MDT 专家团队会诊，开展连续性肾脏替代治疗（CRRT），并根据"旺仔"的病情变化，实时精密调整诊疗方案。在 ICU 医护团队 24 小时密切监护下，经过一周的精心照护，"旺仔"终于醒来。在 ICU 整整住了 1 个月后，9 月 13 日"旺仔"终于转入普通病房。虽然后续康复还需要一段时间，但好在孩子挺过来了。

这是该院创伤中心联合全院多学科之力创造的一个生命奇迹，而这样的案例，在医院收治的多发伤患者中并非个例。仅 2023 年 8 月，浙大四院就收治了 18 名多发伤患者，其中因车祸入院的有 13 例，他们中，有躯干创伤、骨盆创伤、泌尿生殖系统严重挫伤的妇女，有头部受创、颅骨骨折、脑出血的青年，有内脏破裂、全身多发伤的孩童……只要有一线希望，就拼尽全力救治。在本地逐渐形成老百姓的口碑"要活命到浙四"，浙四人拼搏努力，不放弃一丝一毫的希望，浙四人实干奋进，在一次又一次的重大抢救和疑难罕见病救治中，彰显一流大学附属医院的综合实力。

与时间赛跑，3个月改一幢楼

随着浙大四院的快速发展，开业初期核定的 920 张床位已经无法满足百姓就医的需求，每天有 800 人左右在等待床位——对于浙大四院来说，增加床位，迫在眉睫。

然而，根据各方评估，医院新建大楼周期需要 5 年左右，"远水救不了近火"，怎么办？那么只剩下"旧楼改造"这条短平快的道路了。

医院当时可改造的楼，是被命名为"6 号楼"和"7 号楼"的宿舍楼。

旧楼改造，是否可行？浙大四院邀请了相关专家对这两幢宿舍楼改造为病房大楼进行评估，专家认为，要克服的困难有很多，甚至很多是看似不可能完成的。

最困难的就是时间太紧迫了。想要在 3 个月内将一幢宿舍楼改造成专业、合格的病房楼，其中的困难之多之大，不言而喻。排污系统如何安置、输氧管道如何装置、电梯如何架构……一个个都是摆在眼前需要解决的问题。

改造的第一步，是腾空大楼，合理妥善安顿好住在大楼里的学生。此项腾空工作，总务科、医务部、护理部、教学部等几乎医院每个科室都出人出力，做好学生搬迁工作。

腾空工作完成之后，便正式进入医疗病房改造。院长亲自挂帅，每周一早上 7:30 召开工程进度会议，听取改建进度和存在的困难，协调解决问题，做出重要决策部署；分管副院长在工地现场坐镇指挥，解决技术问题，每天都穿梭在尘土飞扬的工地现场，整整 3 个月，常见他的皮鞋上有一层厚厚的白灰；后勤部工作人员驻守施工现场，盯质量，看进度，如果出现施工现场与设计图不匹配的情况，及时反馈问题，评估后再调整。

整幢大楼的改造还涉及抗震能力的规范性。"为了达到规范，首先该拆除的拆除，该加固的加固，在这基础上再砌墙、装修。为了节约时间，我们的施工面

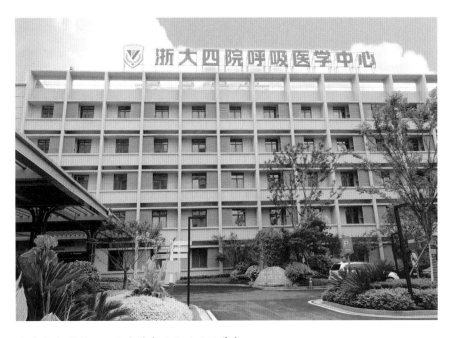

改造后的6号楼——全省首家独立呼吸医学中心

其实铺得很开，一个环节完成后，另一个施工单位立刻进驻，接续下一个环节。所以，对我们来说，难度最大的还是很多个施工单位之间的协调和平衡。"几乎日夜蹲守在工地的工作人员轻描淡写地说了施工情况，但当时改造工作的复杂性、艰难性，窥一而见全貌。

幸运的是，艰难的背后，有高效的协同机制。每周一的例会上，所有涉及的部门都参与，汇报进度，抛出问题，提出解决方案，领导当场拍板，整个改造工作良性而高效地运转起来。

2020年10月中旬到2021年1月底，改造工程紧锣密鼓地进行着，这期间遇到的困难，是超乎想象的。基础建设改造结束之后，装修、运行亦是浩繁的工程——对后勤部来说，结束才是真正的开始。

基建竣工后，总务科开始进行布置，每一个房间的清洁、窗帘的选择、绿化盆栽如何摆放……琐碎而重要的细节，马虎不得。且基建一旦完成，总务涉及的工作就需要立刻无缝衔接上去，不敢浪费一分一秒。

工期不可能，改造不可能——旧楼改造的初期，这两大"不可能"是拦在浙四人面前的大山，可借着各方力量和技术，浙四人以一种现代愚公移山的拼劲、狠劲、韧劲、巧劲，搏出了一方天地。

即使面临临近过年，建筑工人回家过年施工进度拖缓的困境，浙四人自己坚守现场，以一种弹性的迭代方式，既保证了质量，又节省了时间，顺利在期限内

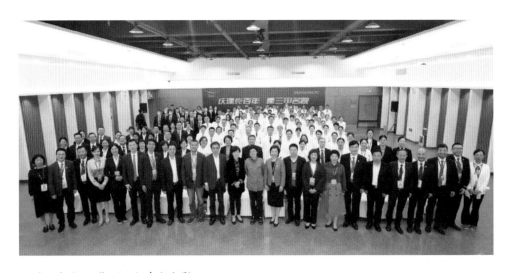

顺利通过"三甲"医院评审大合影

完上。

漫漫前途远，不忘来时路。拼搏是浙四人孕育在灵魂深处的品格，是每个人与医院共成长的无悔青春中催生出的全员向心力。正是因为有每一位浙四人的拼搏努力，医院才能在"三甲"征程中，在守护生命的伟大事业中，发出灿烂夺目的光彩。

浙大四院如今所迸发的强劲爆发力和持续发展力，离不开每一位浙四人的拼搏和实干，离不开每一位浙四人在攀登高峰中追求卓越的信念和精神。

细节中显品质

////////////////////

医学是改善人生、完美人生的艺术，体现对美和艺术的追求和创造，而医院要追求和完善美——健康之美、生命之美、至善之美和仁爱之美。一家好的医院，不仅要有一群以情温情、以心暖心的医护人员，布局合理的诊室，更要有温度的医疗品质服务、建筑美学的直观感受、就诊流程的便捷，还要有特色的医疗服务，让人感受医疗行为背后医学人文的品质。

国际医疗服务的首选地

浙大四院所在地义乌被誉为"世界超市"，市场的快速发展吸引了大量外商往来采购贸易，每天入场采购超 20 万人，常驻外籍人士近 1.5 万人。外籍患者的语言沟通问题，或是对中国医疗体系的不了解造就的就医困难成为外籍人士健康生活的巨大阻碍。为此，浙大四院在加强国际化医疗服务理念，提升国际化医疗服务水平中不断探索和努力。

在浙大四院有一位网红外籍医生：阿马尔。作为区域内第一位外籍医生，阿马尔是一位精通中文、阿拉伯语及英语的也门籍医疗人才。由于父亲被中国医疗队的针灸神奇治愈，阿马尔从小深受父亲影响，怀揣着一个中国梦。他毅然前往中国求学，一路攻读，取得浙大博士学位。阿马尔坐诊浙大四院后，大部分外籍患者的疾病能在国际门诊得到治疗，同时，阿马尔也会协助外籍患者与专科医生进行沟通，大幅提升外籍患者的就医体验。新冠疫情期间，阿马尔自发录制了许多抗疫防疫小视频，给外国朋友介绍当前的疫情形势、防疫政策和科学的防疫知识，拉近了外籍患者与中国的距离，更增加了外籍患者对中国医院的了解和信任。

浙大四院国际门诊设有双语医护人员，为国际患者实现一对一的预约服务，沟通更便捷。与此同时，医院"医路相伴"志愿者团队中还有一支特别的小语种翻译志愿者团队，由俄语、阿拉伯语等23名外籍志愿者和10余名擅长日语、英语、韩语等语言的临床医生、行政人员组成。当外籍患者遇到自身无法解决的困难时，可向一楼门诊综合服务中心的工作人员寻求帮助，安排专人协助外籍患者就医，实现就医语言无障碍。

2018年2月，医院与世界最大的外籍人士保险服务提供商之一——MSH CHINA签订了合作协议，成为浙中地区唯一一家与商业保险签订直付合作协议的单位。截至2023年底，浙大四院已与19家医疗直付机构合作，设立专人对接患者预约、就诊服务等，服务商业保险患者500余人次，服务群体涵盖义乌枫叶国际学校、义乌群星外国语学校、义乌公学、金华荣光国际学校等单位的外籍教师，全程提供一对一就诊服务、诊中的翻译服务及诊后健康管理等服务，大大提高了这群外籍患者就医的便捷性及高效性。

浙大四院作为一家建在国际商贸城市、国家贸易综合改革试验区的大学附属医院，承担着浙中西地区百姓，特别是外籍人士的医疗服务重任。截至2023年底，医院外籍患者年就诊量为15000余人次，已成为区域国际患者就诊首选目的地医院。

风情万种的"香榭丽舍大道"

清风徐来，陌上花开，大抵是对浙大四院"香榭丽舍大道"最好的写照。"要做就要做到最好。"王凯书记如是说，作为"总设计师"的他，绘制了一个又一个"景点"，如今都成了"网红打卡点"。以星巴克为起点，沿着宽敞明亮的大走廊，依次经过浙四书屋、生活馆、名医馆、品质超市、美丽庭院……在书香、花香、小超市热闹的烟火气的交织下，浙大四院将服务品质融入每一个进院人的视觉、听觉和嗅觉中，继而放松心灵。

星巴克位于大道的入口处，每一位浙四员工、患者和家属只要一走进医院，就能闻到咖啡飘香，转角就能遇到幸福的味道，感受高品质的便捷生活服务。一杯咖啡，一块蛋糕，丝丝清甜，置身店内，仿佛瞬间忘却了因疾病而身在医院的烦忧。继星巴克之后，浙四书屋、新紫竹城市生活馆、24小时品质超市也陆陆续续揭开了面纱；名医长廊、名医馆、入院准备中心、门诊综合服务中心也逐渐跻身其中——自此，一条独属于浙大四院的"香榭丽舍大道"成型，它让每一个行走其中的人，感受到浙大四院品质服务的用心和尽心。

这样的用心，背后凝聚了无数浙四人的努力和心血。医院开设星巴克，从原则上来说本就是一件不容易的事情，星巴克对选址有着很严格的要求。

从商业上看，它首先要考虑到人流量，一开始敲定这个想法的时候，医院的业务量尚没有达到星巴克的理想要求。历时半年多的时间，在医院领导的支持下，工作人员反复沟通和谈判，终于在第三次谈判时，星巴克方考虑到医院的发展前景和势头，来现场进行了估摸和勘察，最后决定合作，并交由美国总部进行设计，确定合作事宜。可以这样说，星巴克的入驻，是浙四人锲而不舍、多次协商、努力促成的结果。

浙四书屋的诞生也有一个故事。彼时院方物色了晓风书屋、西西弗书店等一些有底蕴、有特色的书店来合作，可最终都没有谈成。最后，院领导们商量决定，何不做自己的书屋呢？浙四书屋就此诞生。浙四书屋配备了最新款苹果电脑，医学类书籍、文史类书籍应有尽有，它成了员工们日常查阅资料的好去处。书屋另一侧，则是对社会开放，患者就诊等待间隙，可以在这里阅读休憩，忘却许多烦恼。

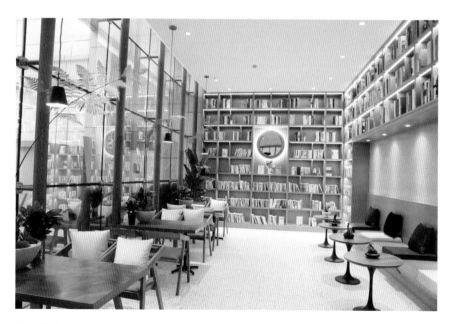

浙四书屋

在"香榭丽舍大道"的一侧，还有惊喜满满的名医馆。名医馆的建设，有力地推动了医院医疗服务品质的提升。名医馆提供名医门诊、特需门诊、多学科联合门诊、国际门诊服务，200 余位资深专家坐诊，涵盖 30 多个学科，汇聚了一批国内一流的名医专家。

通透明亮的候诊区域，优雅舒适的座椅，洁净如新的过道，将诊室一览无余；对面是清新幽静的庭院，患者在等待之时，眼前有景，心里舒缓；志愿者的引导，有序的诊疗流程让进来就诊的患者倍感舒心。名医馆深度践行"最多跑一次"服务理念，可以一站式完成名医门诊以及相关检验检查项目，快速便捷无需等待，大大提升市民的就医体验。问诊结束，患者还可以直接在馆内做采血、B 超、心电图等一系列检查，开通肺部 CT 预约绿色通道，全程不需要排队，也不再需要来回跑，患者当天就能完成复诊，避免再多跑一趟医院，这样刚柔并济的一站式服务，打破常规模式，充分考虑到患者就医体验，让医疗与艺术相融合，治病且疗愈身心。

可以说，浙大四院在营造人文关怀上不遗余力，润物细无声地影响着每一个细节和流程。

医为仁人之术，必具仁人之心。有花，有书，有景，有心，用心贴近患者需求，以便捷优质的医疗服务，在细节中体现温情品质。

建设人文全媒体矩阵

院内外宣传平台的建设，对医院树立品牌，发挥价值引领，推动医院高质量发展发挥着积极作用。浙大四院以党建为引领，全面建设具有人文特色的全媒体矩阵，在细节中彰显广度、深度、厚度和亮度。

媒体矩阵见广度。浙大四院全媒体矩阵分为线上和线下两大融合平台。线上，以微信公众号、微博、视频号、抖音号、今日头条号、人民号、人民日报健康号、官网等 12 个新媒体平台为主，聚合粉丝数百万，是医院重大新闻活动、科普、医讯等发布的主要渠道。线下，以院刊和院内电子屏、电视机屏幕、巨幅智慧屏、电梯屏、直播间等为主，是来院患者和广大群众进一步了解医院相关动态的重要渠道。2023 年创新开设《新闻纪事》，以短平快的"图片 +200 字以内文字"的形式，记录医院发展的每一个历史性时刻，员工投稿积极性大大提升。打造直播间，开展重点科室专场直播、博士专场系列直播活动，全面展示名院、名科、名医的风采。

精益求精挖深度。打下地基，更要夯实土壤，播撒活力的种子。医院统筹做好全媒体矩阵管理，以内容的原创和实用性为首要原则，重点做好医学科普、人文故事、医疗技术等主线宣传。根据受众不同，传播内容侧重点不一，打造科普大众型的微信订阅号和政务型的服务号，同时，精心策划视频号内容主题，精雕标题，细敲视频前三秒，扣细节，深入研究发布时间、关键词等流量密码，不辜负每一份期待。

驰而不息增厚度。通过设置 KPI 指标，对全媒体矩阵内每一个平台进行年度目标设置，并由专人进行管理，强化考核。院内组建 70 余人的科室宣传员队伍，织强全院宣传联络网。建立医学科普稿件库、医院图片和视频库，将宣传成果变成"数字资源"。汇编《浙大四院文宣工作指引》，便于分享"财富"。

人文特色显亮度。疫情期间，浙大四院一张"隔着玻璃亲吻"的抗疫照片火出圈，带来了上亿流量。人民日报官方账号对该事件的报道，从文字到视频就有十余次，几乎每一篇次都成为了焦点。近年来，浙大四院涌现诸多重大医疗抢救和温情救治故事，如跨城体外膜肺氧合（ECMO）救治心脏停搏 2 小时的患者、悉心治疗寄求医信件的 95 岁老红军、多学科救治 4 岁车祸重伤男孩，通过不同的媒体，通过文字、视频等多种形式展现最佳效果。

奋斗中显创新

//////////////////////////

成，如朗月照花，深潭微澜，是不论顺逆、不论喜悲的超然，是扬鞭策马、登高临远的驿站。败，仍滴水穿石，江流入海，有穷且益坚的倔强，是不坠青云的傲岸。在浙大四院走向成功的道路上，有着浙大系医院的奋斗底蕴，亦有着浙大四院的创新求索精神，探索出医教研管高度融合的创新模式，"化不可能为可能"，化"可能失败"为"终究成功"，这其中，蕴含着每一位浙四人敢于尝试、勇于探索的创新精神。

医教研管高度融合的创新模式

自 2022 年 1 月以来，形成浙大四院、国际医学院、国际健康医学研究院"三院一体"新发展格局。在同一个党委领导下，确立清晰的组织架构和职能职责，医疗、教学、科研、管理等多方面实现融合发展，不断创新探索管理新路径，成效显著。浙大四院作为浙中医疗高地，为守护百姓健康，在全生命周期健康管理发挥省级医院的担当作为。国际医学院在培养国际医学生方面发挥积极作用，研究院作为医院和医学院的科研支撑和转化医学研究平台，在医学转化和前沿性多学科合作方面将发挥更大作为。三者相辅相成，形成医教研管高度融合的创新模式。在浙大四院，还创新设立双主任制，率先在呼吸医学科、生殖医学科设立双主任，一个主任负责整个科室的日常运营和管理，院内外的对接联系，副主任负责新业务新技术的开展，科研选题立项及制定发展规划等，让临床医生与科研人员之间架起桥梁，增添沟通渠道和平台，为科研创新和管理优化奠定基础。生殖医学科副主任吴兵兵就是一个典型例子。他一边紧密结合临床，将临床医生在医疗过程中碰到的问题转化为科研问题，带着问题去做相应研究，围绕子宫内膜再生领域开展研究，两年内申报成功两项国家自然科学基金项目，为未来基础研究向临床应用转化奠定良好基础。科研 PI 深入科室，与临床人员交流科研的思维、方法，如何将临床中遇到的问题转化为科研课题。临床医生在做好日常临床工作的同时，需要研究临床问题，推动学科发展，攻克疑难杂症，使我国的医疗事业达到国际先进水平。临床实践和科学研究是医学发展的双翅膀，密不可分。在这里，医院、学校、研究院高度融合，在提升医疗服务能力的同时，科研成果不断涌现，高能级科研平台建设不断加强，健康医学研究院作为科研支撑和转化医学研究平台，已建成饲养规模 10000 笼的实验动物中心、公共技术平台和标准化 PI 实验室，已获批全省肺癌精准诊疗重点实验室、浙江省首批省级新型研发机构、未来病理浙江省工程研究中心、浙江 - 丹麦再生与衰老医学联合实验室、国家生物药技术创新中心"一带一路"国际合作基地；高质量科学研究不断开展，近三年，立项国家自然科学基金项目 49 项，承担国家级重点重大项目 8 项，包括国家自然科学基金重大研究计划集成项目 1 项、区域创新发展联合基金重点支持项目 2 项、杰出青年科学基金项目 1 项、国家重点研发计划 3 项、科技创新 2030—"脑科学与类脑研究"重大课题 1 项；高水平成果不断涌现，王凯教授牵头的"肺癌精准诊疗关键技术创新及应用"项目荣获 2022 年浙江省科学技术进步奖一等奖，近三年发表业界公认的重要期刊论文 138 篇，首次以第一单位在 Nature、Science 发表原创性成果。

心怀国之大者，奋力"走在前列"，打造医疗卫生领域战略科技力量，是时代的召唤，是发展的需求，是浙大四院的使命和担当。

病房"三三制"改造

一家医院的实力，建筑风貌是面子，医疗水平是里子。然而，当某一天清晨王凯书记（时任院长）在医院住院部发现很多墙面发霉、洗手间水龙头锈迹斑斑的时候，离他脑海里"现代化医院"的形象相差甚远。虽是很细微的问题，但若医院想要通过"三甲"医院评审，仅是墙壁发霉这一关就必然过不了。

解决问题的办法就是翻新，其难度可想而知。既不能打扰到病区的病人，干扰医院的正常运转，又必须按时完成工期——在一次次全院讨论中，"三三制"

的创新工作模式诞生了。

一共 29 个病区，每个病区 15 个房间，一个房间 3 张床。每个病区 3 天刷新 3 个房间，2 天保洁，5 天后归还，以此动态循环，这便是"三三制"改造。

在这个过程中，所有人的全力配合让翻新工作进行得无比顺畅，即使是翻新期间难免产生的灰尘、噪声问题，护理部每一个病区负责护士也都会做好患者的解释、安抚工作。

墙壁刷白，洗手间的五金全部更换，总务科安排了 50 多个工人同时开工。住院部全部翻新结束后，发现时间还有盈余，于是把门诊区域也进行了翻新，从门诊区域到医技科室，点滴积累，工期结束才发现竟然把整个医院都翻新了一遍。

"只要思想不滑坡，办法总比困难多。"以对临床影响最小的工作方式，最有效地让医院面貌焕然一新，此次成功改造的背后，离不开群策群力的积极创新，以及部门间的高效协同、团结作战。

获"创新奖"的医院建筑

2020 年，住房和城乡建设部公布年度全国绿色建筑创新奖评选获奖名单，浙大四院荣获创新奖三等奖，是全国唯一的医院整体建筑入选的获奖单位，也是全省 3 个获奖项目之一。住房和城乡建设部设立的"全国绿色建筑创新奖"，每两年评选一次，该奖项已成为我国最权威、影响力最大的绿色建筑奖项。浙大四院凭借在"高品质绿色健康人居"方面的创新实践，获得该项殊荣。

浙大四院占地 189.3 亩、一期建筑面积 12.3 万平方米。在太阳能热水、室外透水地面、雨水回收利用技术、外遮阳技术、光导照明技术、空气质量监控系统、屋顶绿化等绿色建筑技术方面，综合了多项国内节能环保的新材料、新技术、新工艺，大大降低了整个建筑在全生命周期中的各种能耗，对推动城市绿色建筑的健康发展起到积极的示范和带动作用，取得了良好的经济效益和社会效益。

医院建筑的设计，花了很多"心思"。比如在外遮阳系统设计上，设置多种形式外遮阳，改善室内热舒适度。裙房南立面设置铝合金遮阳百叶，选择有一定宽度的梭形百叶，而百叶通过钢管支座及不锈钢装饰螺栓与主立柱连接，具有遮阳效果；裙房门诊大厅上空玻璃顶采用电动可调节百叶，总面积是 266 平方米。百叶系统由电动控制系统组成，可任意角度转动，通过遥控器进行调节。

再如水源利用系统，通过分布在院区内的 24 个集水井，收集雨水至蓄水池储存备用；当需要用水的时候把蓄水池中的雨水或景观湖中的水用提升泵抽到雨

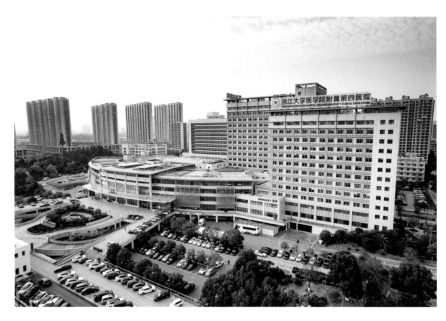

浙大四院全景

水处理设备中，经过处理可用作绿化灌溉、景观补水、道路冲洗。

在裙房设置多处内院，采用玻璃顶棚，实现自然采光，改善室内及地下室的自然采光效果。

医疗大楼采用水循环中央空调，区域的空调循环水由制冷机房的冷水机组和换热器制备。急诊等局部区域采用 VRF 变冷媒流量中央空调系统。MRI、DSA和信息中心采用独立冷热源的恒温恒湿全空气空调系统。后勤综合楼、值班宿舍、消控中心、电梯机房等另设分体空调。

浙大四院建筑背后的设计小心思，无不体现了医院一以贯之的"以人为本"的原则，秉承"强化专业知识，创造生态价值"的核心理念，为每一个走进浙大四院的人提供健康、舒适、高效的空间，打造人与自然和谐共生的高质量建筑。

关爱中显温度

/////////////

浙大四院对人的关爱，不仅体现在对待患者上，而且体现在对待每一个职工上。医院进行员工人文关怀，不仅可以促进和维护医务人员的身心健康，更好地调动员工积极性，更有利于提高医疗服务质量，构建和谐医院关系，促进医院高质量发展。这种关爱体现在日常的一言一行中，体现在对职工及家属的关爱上，体现在一粥一饭中，更体现在深入员工骨髓的"关爱"文化里。

"有温度，有梦想"的全国模范职工之家

有一种关爱叫我与医院共成长，有一种温度，可以春风化雨，春暖花开。医院招聘的员工来自五湖四海，在义乌这片创新创业的热土上共同耕耘。随着医院的不断发展，职工队伍不断壮大，截至 2024 年 2 月，医院有 2500 多名职工，他们来自 27 个省（区、市），以"80 后""90 后"为主，平均年龄 32.2 岁，双职工 170 多对。这是一个年轻且包容性极强的团队，有着极高黏合度和匹配度，显现出别样的生命力和默契度。医院工会作为职工的"娘家人"，主动做最有温度的关怀，打造有梦想的"职工之家"。

作为年轻职工占比较大的医院，职工子女能获得优质的教育资源，一直是职工最关切的需求。医院工会与市政府、市教育局、相关学校建立了紧密高效的工作机制，通过多方面的努力，于医院开业初（2014 年）签订了相关协议，确保职工子女都能就近就读优质公立学校。2020 年，对医院所在地的学区进行了重新划

分，落户在医院户口的职工子女可以直接就读市内较好的两所学校：福田小学和宾王中学。同时每年为引进的高层次人才子女办理转学，就读绣湖小学、稠城一小、绣湖中学、稠州中学和义乌中学等本市最好的中小学学校。时光飞逝，多位职工的子女现已经踏入了大学的校园。张锦楠是放射科医师张雷和产科护士徐瑾的女儿，几年前随着父母工作的调动，跟随父母来到了义乌，通过医院多方努力，安排进入稠州中学就读。从初一到提前批考入义乌中学，再通过努力实现了梦想，考上了浙江大学。医院见证了她的成长，她也目睹了医院的发展蜕变，门诊大楼的翻新，呼吸医学中心、国际保健中心的建立，各项服务设施越来越完善，她也见证了浙大四院通过了三甲医院评审。她清楚地知道，浙大四院已经不复最初的青涩，而是成为了一家以人为本、不断创新的高水平医学中心。张锦楠有幸成为浙大人的一员，秉持着求是创新的精神，与医院相伴成长。

每当有职工办理住院，女职工生育，党政综合部和工会办主任的手机上立刻会收到一条"××员工办理入院手续，床位号为……"的短信，收到消息后，工会的关怀小组便会第一时间组织慰问。如有职工进行手术治疗，分管领导都会亲自带领科主任、护士长进行关怀，了解职工的困难情况，并给予帮助解决。为关爱员工直系亲属，医院定制了7折优惠套餐。医院设立了爱心互助基金，开展年终困难补助，生育、住院慰问补助，为每位员工购买省大病医疗保险。

2023年初，疫情后的第一个寒冬，为关爱员工的身体健康，在药品物资最紧

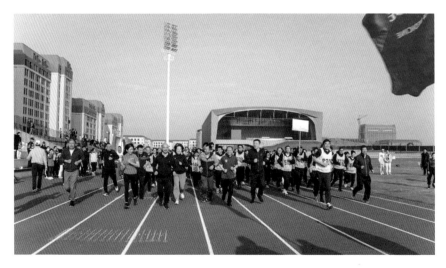

2023年11月，举办浙大四院、国际医学院和国际健康医学研究院"三院一体"职工运动会

张的时候，在保证医疗用药的基础上，院领导一声令下，为每一位浙大四院的员工发放防疫药品、物资大礼包。这犹如雪中送炭，温暖了每位员工的内心，全院员工众志成城，共同渡过难关，迎来了春暖花开。

关爱的温暖犹如冬日里的一缕阳光，带来勇气和力量，"尊重人、重视人、关心人、爱护人"的理念，伴随着一代代浙四人薪火相传。

"膳"待家人

"民以食为天"。吃，是人间烟火的实在，以饕餮之态，且啖且饮。一蔬一菜中，一个地方对"吃"是否用心，也能品味出对人是否用心。无论是医护人员、职工还是患者、家属，吃什么、在哪里吃、吃得好不好都关乎身心。浙大四院在"吃"这条路上，亦是上下求索，不断创新，做到极致和精致。

2014年，医院食堂采用了托管模式，可是在托管过程中，成本高，且食物严重浪费现象日益明显。2019年，通过整改，食堂启用了第三方外包的模式。然而，在这样的模式下，由于合作方严控成本，导致服务跟不上，尤其是菜品单一且长期不更新。基于上述两种模式的弊端，2021年4月医院食堂开始尝试全流程自营模式。

"自营虽然是化被动为主动最好的方式，但也意味着，摆在我们面前的困难更多，挑战更大。"膳食科负责人说。首先是采购问题，如何选择一个可靠的采购平台，以最有效、更合规的方式进行采购，采购到最可靠、最放心的原材料；其次是菜品上，口味、营养如何搭配……都是膳食科需要一一去解决的。

为此，膳食科团队前往浙大各个校区、浙江省内各个医院的食堂进行考察和学习，引进新菜品，打造新特色。菜色、品味以及环境的优化是他们始终要不断学习和创新的内容。

当然在自营过程中，膳食科也会利用员工或者患者一顿饭的时间，进行满意度调查，以便后期不断地改善和进步。通过调研分析，膳食科发现临床医务工作者就餐时间短、饭点集中、就餐面积小的特点，这对餐厅环境及人、物资配置有极大的要求，也对食品安全和生产安全提出了挑战。

提前一周做菜系更新计划，是膳食科负责人每周必做的工作。他会时刻关注市场上的时令新菜，以最适宜的成本采购，让每个人能在浙大四院的食堂里吃上新鲜的时令菜，一如梭子蟹、猪脚尖、虾几乎都是被"秒光"的。

"当我们真正把患者、职工同事们当成家人看待，我们就会不自觉地想好好服务每一个人，更周到地去为他们考虑。"膳食科负责人坦言道。

流动餐车的推出，受到了门诊患者的欢迎。前来门诊就诊的患者和家属能在等待就诊的同时，享受到安全放心、可口美味的各类餐饮，不用饿着肚子或者往返为"吃饭"而烦恼；浙四西点服务一经推出，便受到了全院上下的青睐；此外，膳食科以节庆为抓手，不断塑造"浙四膳食"品牌和文化。自 2023 年以来，膳食科通过各类特殊节假日开展了 18 场活动，累计投入近 40 万元，给予的不仅仅是简单的饮食，更是"膳"待家人的关爱。

美国医生特鲁多医生的墓志铭上写着"有时去治愈，常常去帮助，总是去安慰"，这是他一辈子行医的概括与总结，也是对医患之间相处之道的富有哲理的诠释。为让患者和家属吃上营养、可口的饭菜，同时平衡好各类营养膳食的低盐低脂等各种要求，从 2022 年开始，膳食团队开展了患者营养餐"四无"到"四有"（有菜单、有选择、有床边、有增值）的改革，患者餐饮满意度 2 年内上升近 20%。

最美奔跑者

文化，不是挂在墙上的规章制度，不是浮于表面的口头禅，而是深入每一个人的骨髓里，在不自觉中，成为行动的引领。文化，只有真正践行，才体现其价值。保安奋力奔跑，将患者的生命安危置于最重要的位置，正是医院关爱文化的真正实践。医院关爱员工，员工关爱患者，这也是一种爱的传递。

2021 年 4 月 3 日，浙大四院北一门一位年轻妈妈和头发花白的奶奶抱着一名 4 岁小男孩跑进医院大门，奶奶口中还大声喊着："救命，救命！"

正在门口执勤的保安王洪铭立即跑上前询问，原来小男孩出现高热惊厥，刚刚抽搐了一阵，昏迷了过去，因为紧张害怕，患儿妈妈全身都在颤抖。王洪铭看着平时离医院大门很近的急诊室，此刻对这位母亲和奶奶来说，是非常遥远的。他立刻说："我跑得快，你们放心把孩子给我！"说完立即抱起孩子一路狂奔，边跑还边大声地喊着："孩子快醒醒！"800 多米的路程，负重 50 多斤的孩子，他朝着急诊抢救室的方向飞奔而去，把孩子的妈妈和奶奶远远抛在了身后。

王洪铭说："当时非常紧张，生怕孩子出什么事情。"他抱着孩子奔跑的半途中脚踝不慎扭伤，跑到一半时，因负重狂奔而感到体力不支，他也不敢停下来，咬着牙坚持往前跑。

在生命面前，一秒钟都耽误不得。这样的背影，怎能不让人动容呢？

快到抢救室的时候，怀中的孩子突然回应了他，那一瞬间，王洪铭吊着的心突然下落一半。当把孩子交给医生护士，并交代了病情后，他瘫坐在走廊上，靠着墙气喘吁吁。这个时候的他，才感觉到全身凉飕飕的，原来他早已汗流浃背。没一会，孩子的母亲和奶奶也紧随其后到达了急诊抢救室。很快，孩子脱离了危险，神志也逐渐恢复清醒，随后住进儿科病房继续治疗。所幸，接下来孩子各方面情况良好，平安出院。

然而，在王洪铭看来，他说自己只是做了应该做的事情。"我在浙大四院从事保安工作已经有1年了，自己的孩子不到1岁，所以对于着急看病的患者特别感同身受。"大抵这"感同身受"短短四个字，便诠释了浙大四院人所呈现出来的服务态度和服务精神。

这位保安的事迹，在院内及社会上引起了广泛反响，被医院评为"最美保安"，上了光荣榜，他的事迹激励着大家。近几年，浙大四院涌现多位保安"奋力接力救治"的感人事迹，星星之火可以燎原，这种爱定将不断传播和延续。

浙大四院的"以人为本"，是随处可见的，亦是在每一个职工生活细节中能切身感受到的。这种人文与生活的美好融合，无疑增加了每一个职工对医院的黏合和牵挂，飘溢出一种"家"的氛围和文化。这也是每一位平凡普通的浙四人践行人文理念的美好样子。

坚守中显初心
/////////////

古有子罕弗受玉，以廉为宝。春秋时宋国贤臣子罕受人赠玉时曾说："我以不贪为宝，尔以玉为宝，若以与我，皆丧宝也，不若人有其宝。"元代戴良在《九灵山房集·卷十一》中提到："医非仁爱不可托，非廉洁不可信。"医者仁心，廉洁自律是为人医者的立身之本和行医之道。作为一家新建医院，浙大四院高度重视党风廉政建设，多种形式开展廉洁教育，坚持以文化育廉，播撒廉洁的种子，全力创建党风清正、院风清朗、医风清新的清廉医院。

红包形式多，拒收心态正

红包的形式多种多样，有高档烟酒、高级化妆品，有名牌服饰、高级珠宝，还有的患者用微信电子红包，有的患者用快递寄送礼品等。整治红包是医院廉洁文化建设绕不开的话题，红包虽小，但连着改作风、反腐败的大文章，促进红包治理常态化长效化是我院纪检监察工作的必选项。

随着清廉医院建设向纵深推进，拒收红包、坚守医德已逐渐成为浙四人的共识。面对患者的红包，浙大四院有明确的规定，第一时间应拒收，确实退还无果的，则须在24小时内报告并上交职能部门，由职能部门工作人员负责退还或者上交"581"廉政账户。

职能部门工作人员联系患者退还红包时，经常听到患者感慨："什么？退还红包？我还从来没有遇到过，浙江大学的附属医院就是不一样。"每每遇到患者犹豫不肯来退领红包，工作人员都会对患者说："治病救人是我们的天职，履行职责，护卫一方百姓身体健康，是我们永恒的追求，浙大四院不收红包。当然，我们会在大会上表扬这些员工，这是对他们最好的褒奖。"

2019年冬天，一位白发苍苍的老爷爷在女儿的陪同下来到医院办公室送锦旗。原来，患者长期在医院呼吸科就诊，对呼吸科团队的医疗技术和服务态度都高度认可，为了表示感谢，特意送了一个红包给呼吸科李宁主任，工作人员联系患者女儿退还红包，已在海南过冬的老爷爷听到消息，专程坐飞机赶回来，订做一面锦旗送到医院，再次表达对医生的感谢，"从来没有遇到这么好的医生和医院，浙大四院坐落在义乌，是义乌老百姓的福气"。

这样的红包故事有很多，浙四人虽然拒收了红包，但收获了患者的感谢和尊重，每一封感谢信和每一面锦旗背后，都是医患双方的双向奔赴。

浙大四院纪委始终以踏石留印、抓铁有痕的决心，零容忍对待红包问题，严密监管预防"微腐败"问题，坚决整治损害群众利益的不正风气。仅2021—2023年我院主动上交、拒收红包785人次，累计金额达193.8万余元，收到锦旗723面、感谢信300封，清廉医院建设取得了一定成效。

多措并施，清廉理念入人心

医院多措并举开展廉洁文化建设，以廉洁教育促进清廉理念深入末梢，不断筑牢职工拒腐防变的思想防线。不断创新工作机制，通过规范完善药械代表接待管理、医德考评、网格化监督等机制，联合多部门力量系统性推进清廉建设。

在日常工作中，浙大四院通过"三个相结合"扎实开展廉洁教育。

主题教育与普及教育相结合。结合每年的建党节、主题教育等开展廉洁教育系列活动，坚持以党风促行风。开设院内网"清廉-行风"专栏，定期推送反腐倡廉的文章、资料，紧抓重要节点开展节前廉洁教育，确保避免"由风及腐"现象的发生。

正面引导与反面警示相结合。强化正面引导，深化"红黑榜"工作机制，成为正面引导与反面警示的一件利器。我们将收到锦旗、感谢信的情况以及退还红包等情况列入红榜，各级通报、患者态度类投诉等列入黑榜，在全体干部大会上公开点评，以"身边事"教育"身边人"。2018年至2023年，已公布"红黑榜"104期。

"请进来"与"走出去"相结合。组织开展廉政书画展，弘扬清正廉洁风气。邀请专家来院开展从严治党专题讲座，组织医院班子成员、全体中层干部及高风险岗位的员工前往廉政教育基地开展警示教育，"现身说法"警示党员干部员工要珍惜自由生活，牢筑拒腐防变的思想道德防线。

拒绝的是金钱，留下的是清廉

2023 年的一天，医院重症监护室护士长翁晨曦回到办公室，发现地上多了一箱柚子汁。仔细一看，箱子外面还有明显粘贴的痕迹，这引起了他的警觉。翁晨曦的脑海中突然浮现，前一天夜里查房时，重症监护室 C11 床患者感谢医护时说起的话——"你们真的太敬业了，我很感动，我想送点礼物，护士长帮我分一下慰劳大家。"当时以为患者随口说的一句玩笑话，没想到竟是真的。

护士长立即带着箱子，来到医院纪检部门。大家拆开箱子一看，里面除了 6 瓶果汁外，还藏着 10 万元现金和 10 个红包，每个红包 200 元。这个巨额红包震惊了在场所有工作人员。浙大四院工作人员对该情况进行调查核实后，立即电话联系了患者家属坚决退回。

令人没想到的是，戏剧化的一幕出现了。就在患者家属领回退还红包和果汁几天后，他们又悄悄送来 15 箱红酒，扔下东西后就没了身影，并留言说："钱不能送就算了。我家就是卖红酒的，送点犒劳一下大家可以吧。"这批红酒再次被医护人员原封不动地送到了医院纪检部门。几天后，患者家属再次来到纪检部门"报到"，把 90 瓶红酒领回。临走前，患者家属满脸担忧地说："我舅说，这十万块钱是感谢你们给了他第二次生命。钱就要捐给你们！这次我领回去，估计下次我还得来一趟呢！"在场的工作人员也有些"哭笑不得"，只能反复做疏通患者和家属思想的工作。"这份表达感谢的心意，我们医护人员已经收到了！但任何形式的红包、礼品都是违反规定违反纪律的。"

那么，这背后又是一个怎样的故事呢？

8 月初，老骆出现发热、胸闷、气急、呼吸困难等症状，四肢乏力无法行走，确诊为重症肺炎。在外院治疗期间病情进一步恶化，出现呼吸衰竭表现。浙大四院重症医学科李珉主任受邀到该院专家会诊，评估后认为情况不容乐观。随即，安排转院至浙大四院。老骆今年 61 岁，年轻时当过兵，转业回家后工作和生活也都是称心如意。这是他第一次病倒，也是他头一次经历绝望，"气喘不过来，离死亡很近很近"。ICU 护士牛震林最先注意到老骆的异常，他每天精神涣散、萎靡不振，脸上也流露出几分消极和漠然。这是 ICU 患者常见的状态，没有安全感，十分焦虑。一旦失去战胜疾病的信心，任何治疗都只会事倍功半。于是，在保证准确有效的治疗和护理工作之余，牛震林耐心地陪在患者身旁，听他讲过去、讲家庭、讲人生，主动当起了他在战胜病痛的康复之路上的"战友"。老骆状态低落时，牛震林就和他讲工作生活趣事；老骆胸闷不适，牛震林坐在床边盯着监护屏幕关注可能的异常指标，找寻各种办法缓解他的不适；老骆腹泻时，牛震林耐心帮他清洁；老骆说想吃水果时，牛震林下班后特意给他买来一串香蕉……

"用人文关怀帮助患者建立正确的理念、树立康复的信心，我认为这与先进的医疗技术同等重要。"看着老骆的吸氧浓度从 70% 持续下降到 20%，牛震林为他开心。这意味着，肺部正在好转，出院的日子不远了。对于重症肺炎患者来说，练习俯卧位通气有利于加速肺部康复，但这个动作对患者来说特别费劲儿，需要顽强的毅力才能坚持完成。护士长翁晨曦每天护理查房时，总是要关心关心老骆，"今天你趴了几个小时了？一天 6 个小时的约定能不能完成？"早上、下午、晚上，一日三次的询问和约定，让老骆感受到了医护团队的关心、爱护和鼓励。"再大的困难，我也要咬着牙，撑着最后一口气来完成，不辜负大家对我的期待，也是对自己的负责。"18 天后，在医护人员的精准诊断和治疗下，老骆的症状逐渐好转，转入普通病房。4 天后，老骆顺利出院。

谈及为何要送这份巨额红包？老骆说，不仅是为了庆祝重生，也不仅是为了感谢浙大四院重症医学科给予了他第二次生命，他更想通过自己的方式表达敬意。老骆说："他们真的让我很感动，更让我敬重。我每天躺在那里看到，他们真的一刻不停，实在是太忙了。每次警铃声响起来的时候，他们抢救病人的时候就好像飞起来了一样。有一次，警报声响起来，坐在护士站的男护士立即站起来冲出去抢救，一不小心摔倒了，但是他马上连滚带爬地跑进去抢救，一秒钟都不耽误。我看到那个场景非常感动，就好像我们当兵的时候冲锋到最前面。我以为这样的事情只有我们那个年代才有，没想到他们竟有这样的精气神。年轻的孩子们不嫌脏不嫌累，贴身护理我们这群行动不方便的人，我换位思考，自己也很难做到有这样的奉献精神。我看到负责我的护士带着学生在我边上讲课，理论基础非常扎实，知识非常丰富，学生问什么问题都难不倒他，讲起话来娓娓道来，非常专业。"

老骆依旧十分固执。他坚持说，希望接下来的每一年，都能把自己收益的一部分捐赠给医院，用以关心关爱医护人员。这是他对自己许下的承诺。面对这份浓烈的"爱"，医护人员和纪检部门的工作人员轮番上阵，做疏通老骆一家思想的工作。最终，老骆表示他正在考虑将这笔钱捐献给医院，成立爱心基金，用来救助重症病患者。

"十万元红包"是医院纪检部门登记在册的单笔数额最大的红包，传达的是患者对医护团队的高度认可。

浙大四院将一如既往坚定不移地追求着救死扶伤、廉洁从业的宗旨，坚持以患者为中心，切实践行医者的职业责任和社会担当。每一年，每一月，每一天，每一个"浙四人"，都竭力守护着医院的这股清明之风，以载爱而归的翅膀勇往直前，以廉洁文化涵养朗朗乾坤。

小 结

医院文化是医院在高质量发展中集体创造的，并被员工认同的群体意识及社会公众对医院的整体认知。作为一家新建医院，其文化建设在传承中创新，在借鉴中发展。

医院对文化建设的引导需要前瞻性谋划、系统性实施、科学化推进，需全力去打造有本院特色的文化体系，倡导各美其美，美美与共的文化。浙大四院在高质量发展的过程中，全力打造争一流的先进文化，倡导学无止境的学习文化，只争朝夕的拼搏文化，善作善成的创新文化，高效协同的团结文化，以人为本的家文化，追求卓越的品质文化，以及坚守初心的廉洁文化。

文化的养成需要时间和实践的积累，需要挖掘典型、树立典型和宣传典型，更需要凝练升华和达成共识，进而成为团队的集体品格。优秀文化能够给人以无穷的精神力量，在实践的过程中转化为物质力量。浙大四院，赓续浙大求是创新的精神血脉，在十年的成长奋进中蓄积能量、积淀文化，为建设世界一流国际医学中心而奋进。

6

弦歌不辍，薪火传承

——教学相长「育英才」

医学的传承和发展最初是靠师徒传授的，之后出现了集体传授医学知识的机构——医学院。在 18 世纪末 19 世纪初，临床教学成为医学教育的主要形式。无论医学生从课本上、课堂上学到多少理论知识，无论如何强调大数据、大样本的循证，医学的实践性、经验性和个体性决定了它在一定程度上是一门经验学科。

浙大四院作为浙江大学直属附属医院，决定了其医学教育主阵地的性质。2020 年，医院获批国家级住院医师规范化培训基地，是全国住培基地中最年轻的公立医院之一。在继承浙江大学"求是、创新"的校训基础上，浙大四院以立德树人为教学根本任务，构建以学生成长为中心的卓越教育体系，为中华民族伟大复兴培养"求民族之是、怀国之大者"的栋梁之才，承担起医学人才培养的重要使命。近年来，学生首次参加规培结业考核通过率、首次参加执业医师临床实践技能考试通过率均位列全国前列。

"教育兴则国家兴，教育强则国家强"。同样，教学对新建医院建设发展意义重大，可以概括为四个方面，即加强医学人才的培养，推动医学学科的发展，提高医疗救治水平，保障医疗规范安全。近年来，浙大四院坚持"科教兴院"的发展战略，扎实推进临床医学院建设步伐，打造本科生教育、研究生教育、毕业后教育全过程育人体系，医教研协同赋能医院高质量发展。截至 2023 年底，累计招收本科实习生 1589 人次，全日制研究生 502 人，规培生 371 人；拥有硕士生导师 76 人，博士生导师 35 人，建设 11 个国家级专业住培基地。

2020 年，浙江大学和义乌市再次携手合作，依托浙大四院建设"一带一路"国际医学院，为医院高质量打造特色医学教育品牌再添新动能。国际医学院充分发挥教师浸润、涵养、熏陶、化育功能，坚持"三全"育人，构建临床科研双导师协同育人机制，全程、全方位培育学生。科研导师带领学生走进实验室，培育学生科研素养；临床导师引导学生们走入医院，培养学生临床思维能力。双导师制引导学生早科研、早临床、多临床、反复临床，为培养卓越的国际化医学人才打下坚实基础。

上下求索，传承并开创教育新体系

"成功的花儿，人们只惊羡她现时的明艳！然而当初她的芽儿，浸透了奋斗的泪泉，洒遍了牺牲的血雨。"一个医生的成长，需要精心培育，也要静等花开。等待毕业，等待能主刀⋯⋯他们在"等待"中逐渐增长见识，变得从容淡定。"等待"是前辈们给予的过程，更在如琢如磨中成长，是无欲无求的磨炼，是成为一个好医生的必经之路。

当然，医生在"等待"的过程中，离不开所在医院的精心教学。在不断探索的过程中，浙大四院坚持把立德树人作为教育的根本任务，构建院校医学教育、毕业后医学教育、继续医学教育全过程育人体系，致力于培养高水平医学人才和健康行业领导者，塑造一流医学教育新品牌，逐渐摸索出一个具有"义乌城市特色"的省级医院教学新模式。

临床医学院，打造"行致远"教学布局

提及浙江大学医学院第四临床医学院，在此进修或培训过的人几乎都赞不绝口。短短几年，从无到有，从单一的实习生教学到研究生教育，再到毕业后教育，形成贯通的教学体系，第四临床医学院用医者的温度和师者的情怀践行着自己的教学使命。

2018年1月，依托浙大四院的第四临床医学院正式成立。2022年3月，院内组织架构和岗位设置再次完善，设教学部，含学生工作办公室、研究生办公室、

留学生办公室、住院医师规范化培训管理办公室、临床技能培训中心，全面落实院内临床教学及师资队伍建设等工作。

截至 2024 年 2 月底，第四临床医学院有教职工 2471 人，学院拥有院士、"长江学者"特聘教授、国家杰出青年基金获得者等国家级人才 16 人。随着高层次人才的不断引进，研究生导师逐年增加，现有博士生导师 35 人，硕士生导师 76 人；临床带教教师 580 人，其中高级职称教师 194 人。

第四临床医学院高度重视教师队伍的强化建设，每年制订师资培训计划，通过邀请院内外资深教师、浙江省住培师资培训导师等专家按计划、分层次采用线上线下相结合的形式实施师资培训，如新教师培训班、教学沙龙、教学工作坊等多种形式；积极探索建设钉钉云课程平台，建设师资培训课程库，保证院级师资培训率达 100%；每年投入专项经费选派教师参加省级及以上师资培训，近三年参加省级及以上师资培训和管理人员培训 500 人次，其中高级师资模块化培训 215 人次，国家级师资培训 86 人次。

坚持"教研室集体备课""示范性临床教学"和"新教师试讲"，积极举办院内教师中英文授课比赛、住院医师病例汇报大赛、临床技能比赛等教学竞赛，努力打造有特色的系列教学竞赛文化，提高教师临床教学能力。教师在校内外教学竞赛中获奖达 91 人次，并获得浙江省住院医师规范化培训高级师资优秀学员、浙江大学第九届"三育人"先进个人、浙江大学优秀班主任、浙江大学优秀德育导师等荣誉称号。

规范的培训和严格的教学，让浙大四院的医学生取得了优异的成绩。在第二届浙江省医学生临床技能竞赛中，浙大四院学生团队一路披荆斩棘，从杭州、宁波、绍兴、温州、金华等地 23 支代表队中脱颖而出，荣获团队二等奖。竞赛涵盖医学基本理论、综合急救、病史采集、体格检查、常用穿刺术等内容，考查了医学实习生"三基三严"的掌握程度和以临床胜任力为导向的综合能力。

浙大四院从最初的明确定位，到后续的大力投入和支持，经过短短几年积淀，亦有了不错的教学成效，初具"行致远"持续教学的局面，勾勒出极具"浙四特色"的临床医学院教学布局。

全阶段保障，勇担教学职责

高山之远，在于巨人肩托之功；雷霆之力，赖于大地含蕴之能。在教学过程中，学习者便是从前辈们身上汲取经验，再转化为自己的知识和技能，亦如"站在巨人肩上"的借力化力。浙大四院作为大学附属医院，始终秉承浙医优良的教学传统，将医学教育工作摆在重中之重。

本科生教育，可以追溯到 2014 年 10 月浙大四院成立之初。院内正式成立医学教育委员会，统筹临床医学教育工作；2015 年 1 月，开始接收实习生来院实习，先后与浙江大学城市学院（现为浙大城市学院）、浙江中医药大学、杭州医学院、蚌埠医学院（现为蚌埠医科大学）等医学院校签订合作协议，以临床实践教学基地、教学医院等形式共同开展医学类本科生的毕业实践教学；2016 年 5 月，成立内科学、外科学、妇产科学、检验医学等 7 个教研室，在医学教育委员会的领导下具体开展各临床学科的教学工作。随着医学教学规模和临床实习专科的不断扩增，2020 年，教研室数量增加到 14 个，临床实习课程覆盖了内科、外科、妇产科、儿科等 14 个临床学科，截至 2023 年底，累计招收培养实习生 1589 人次。

2013 年，医院培养了第一位研究生导师；2015 年，招收并培养第一位学术学位硕士研究生；2018 年 6 月，第一位硕士研究生完成研究生阶段的学习，顺利通过学位论文答辩，获得浙江大学医学硕士学位——这是第四临床医学院在坚持以人为本、夯实基础办好本科生教学的同时，积极推进研究生教育教学工作的成果。浙大四院招收全日制研究生的人数，从 2015 年的 1 人增加到 2023 年的 127 人，截至 2023 年底，已累计招收培养全日制研究生 502 名。

坚持错位发展，凝练特色学科交叉人才培养方向是浙大四院研究生教育的特色。以建设生殖医学中心、RNA 医学中心、肿瘤医学中心、代谢医学中心、再生与衰老医学中心、遗传医学中心六大前沿医学中心为抓手，构建基础、临床和转化医学研究相融合的发展体系，设置若干医工信、医药交叉融合领域培养方向，聚焦新材料、新技术、新装置的研究，培养懂科技、能引领时代的卓越医学人才。

住院医师教育，医院亦是早有规划。2016 年 11 月，浙大四院启动了住院医师规范化培训基地建设工作；2018 年 5 月，被增列为国家级住院医师规范化培训基地协同单位；同年 8 月，内科学、外科学、妇产科学三个专业基地开始招收学员；2020 年 12 月，成为第三批国家级住院医师规范化培训基地最年轻的公立医院之一。医院持续夯实专业基地教学质量建设，扩容提质，从原有的 3 个专业基地增加到 11 个专业基地，累计招收住院医师规范化培训学员 371 名。

入培仪式上，院领导们和各专业基地主任、教学主任一起，面向新入培的住院医师，一对一庄重地为他们授衣、正领、整理仪表、挂上胸牌、佩戴院徽。同时，寄予厚望，殷切寄语：希望每一个人将自己从学校里学到的理论知识运用到

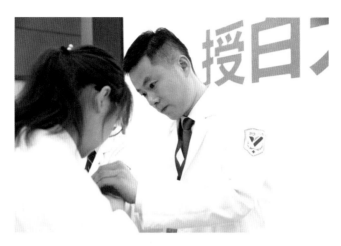

党委书记王凯为住院医师授白大褂佩戴院徽

临床实践中，提升自己的临床业务能力，争做一名优秀医师。在医生生涯里，住院医师规范化培训的三年是医师成长过程中的关键三年，也是快速成长的重要时期。当每一位住院医师穿上神圣的白大衣，意识到自己身份的转变，要肩负起提供全方位全周期健康服务的使命和责任。

仪式之后，每一个人必须进行为期一周的岗前培训，内容涵盖医院发展与文化传承、住培政策与要求、医患沟通、药事管理、消防安全知识、感控知识、病历书写、医疗核心制度、心肺复苏等技能培训与考核。在每一次的教学中，浙大四院会要求医生们以求是创新的态度投入临床学习，用善思善学的态度，虚心求学请教，不断充实自己。医院全力以赴为医学生创造更好的学习平台，给予每个人充实而有意义的三年时光，为医学生涯奠定坚实的基础，期盼将来成为医学领域的名医名师。

教学是一项大工程，它涉及各个专科方向、各个成长阶段的医学人才，可同时教学也是一个"精细活"，它的成效体现在每一个细节上。浙大四院所构建的教学体系，最终还是回归到人才培养上，培养出一批符合临床需求和科学研究的人才，因为现代医生要面对的是未来医学和生命健康。

异地办学，传承与创新并重

浙大四院作为浙江大学医学院直属附属医院，完整传承浙江大学医学院的教学传统，同时又因在异地办学，融合了当地文化特色，专业教育和综合素质教育相结合，不断创新管理机制，强化组织保障，以期更好地培养和管理学生。

浙大四院按照年级、地域、专业设置班级，每班设班长、团支书、心理委员等班委；按照专业和班级成立研究生党支部，实行"1+1+N"制度，由思政老师担任支部书记、学生担任副书记和支委，做到全覆盖不留白，辐射所有学生；建立完善的沟通机制，除导师外，为学生配备德育导师、思政管理人员等，主动关心学生生活动态，及时解决困难；完善院校沟通联系机制，与浙江大学医学院、异地培养单位等定期沟通反馈学生信息。

依照异地培养平台的总体建设目标与具体指标，第四临床医学院积极整合现有教学、科研等资源，主动制订并实施异地办学计划，为学生提供了丰富的教学科研平台资源。虽然同学们分散在义乌和杭州多个校区，第四临床医学院仍尽其所能搭建文体活动平台，以第二课堂活动丰富德育内容，以互联网平台拓展德育渠道。开展形式多样、健康向上的文化活动和各类竞赛，举办临床技能竞赛、病例汇报大赛等，鼓励同学们积极参与医学院举办的大合唱等文体活动，培养具有高尚医德、扎实医术、善于创新的高素质医学人才；通过信息技术助力网格化管理，引导学生积极主动参与到党班团建设当中，实现自我管理、自我教育和自我服务。

在浙大四院，有一项活动是很多学生踊跃参加的，那就是"师生有约"午餐

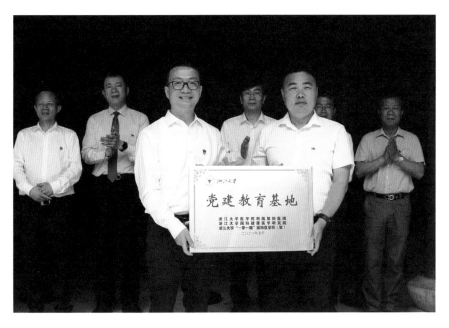

2021年5月，时任浙江大学副校长周天华为浙大四院党建教育基地揭牌

会。这个交流会邀请来的大部分都是医院的领导或者科室主任，这些导师们会毫无保留地跟学生们分享自己的医师成长之路。如何从住院医生一点点进步和往前走？当他还是个医学生、小医生的时候，遇到了哪些困难，如何去解决？有着什么样的迷惘，怎样重塑自己从医信仰……诉说着这些似曾相似的经历，学生们觉得导师们不再是高高在上的领导者，而是跟大家一样曾努力付出过，也曾遭遇困境，一步一步奋斗出来的医生。这种"Show自己经历"的关怀，让每一个浙大四院的学生透过分享的故事，感觉到自己也有云程发轫、干霄凌云的无穷潜力。

异地办学，有传承亦有创新，无论对于哪个阶段的医生，学习依然是打基础和精进技术的过程。第四临床医学院教学严格、全面，学习者们学得深，感受到前辈们的力量——这种教学的传承，让浙大四院集聚源源不断的人才力量。

硬件升级，建设现代化教学设施

第四临床医学院现有教学面积 4000 平方米，覆盖各病区的临床示教室 40 间、多媒体教室 8 间（含远程教学教室 1 间）、教学诊室 8 间，建有现代化临床技能培训中心、临床教学中心和临床科研辅助平台。

临床技能培训中心是浙江大学医学院医学虚拟仿真实验教学分中心、美国心脏协会（AHA）授权的急救培训中心。中心拥有 1600 平方米的场地，环境整洁、宽敞明亮，分为基本技能实训、专科技能培训、模拟医学教学和客观结构化临床考试（OSCE 考站）等区域。根据各专科临床技能训练目标建有内科、外科、妇产科、儿科、全科、口腔、超声、护理等多学科实训室；按照医院真实场景设置了模拟病房、模拟急诊室、模拟手术室、模拟重症监护室（ICU）等单元；按照多站式技能考试标准建设了 OSCE 考站。中心拥有医学教学培训设备和模型 200余件，除临床基本技能培训模型以外，还配备复苏安妮 QCPR 模型、智能化心肺检查和腹部检查教学系统、智能化心电图模拟教学系统、SimMan ALS 高级综合无线模拟人，以及高低阶腹腔镜系统、3D 打印机等高级模拟设备和仪器，可以开展临床基本技能、专科技能培训以及临床情景模拟教学，满足医学生、多学科住院医师、青年医师能力培养需求。

"每一个在我们医院学习、培训的医生，首先接触的都是虚拟病人。我们称之为'小杰'。从虚拟病人上的反复练习再接诊真实的患者，这是将医疗风险降到最低值的有效途径。"

那么，在教学过程中，这位"小杰"的手术是怎么做的呢？

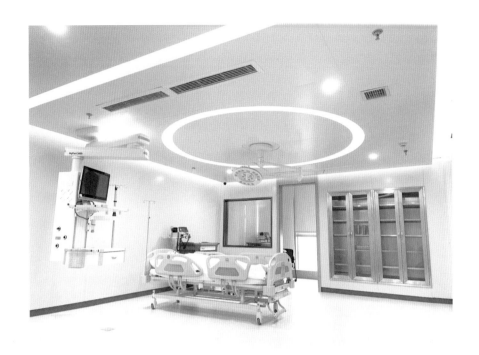

技能培训中心模拟手术室

在培训中心，只要借助一个腹腔镜模拟训练器，屏幕上投射了人体腔体内画面，通过工具把彩色豆子一个个通过黑色箱体的内部通路放到指定位置，这样就完成一次练习，反复抓豆子训练可以锻炼手眼协调能力和动作的精准性。对"小杰"进行的模拟手术，便是在浙大四院临床技能培训中心的数字整合模拟手术室里完成的。同时，手术室里还配备有 3D 仿真打印机，能通过电脑端控制打印出仿真橡胶器官——满满的黑科技！

第四临床医学院同时设有免费的图书阅览室，含电子图书馆 1 个，共享浙江大学图书馆所有资源。图书馆总面积约 400 平方米，涵盖所有医学学科，24 小时全天开放，供所有学生、学员免费使用。

跬步行来远沉杂，波澜起处得平和。浙大四院在摸索和探究教学规律的过程中所遇到的困境、所倾注的心血、所咬牙坚持的韧劲……逐渐拼凑出一个行得远、有成效的教学局面。这背后，凝聚着浙四人的汗水，凝聚着每一个科室的付出，这些努力成为浙大四院不断发展的坚实基础，成为其腾飞的动力。

走出去引进来，构建精英业务梯队

浙大四院作为大学的附属医院，对待教学和科研始终保持一种开放、包容和创新的态度，在培养医学生和医生这件事上，医院亦是付出极大的努力。每一个学医的人，要承袭前辈们的技能和经验往前走，可在走的过程中，又要有独立思考的能力。医学生、研究生只是在"壳"内吸收营养、长大，然而必须"脱壳"蜕变，才能成熟、飞翔。这是一个漫长的过程，无论多么聪明，都难以速成。

浙大四院构建了一个相对完整和全面的医教协同教学体系，以期每一个医学生、规培医生、想要接受继续教育的医生都可以有所选择地进修学习，提高自己的技能水平，在行医之路上，更有能力地去服务每一个患者。

教学竞赛文化，"赛"出好师资

浙大四院不断完善机制，全力打造卓越临床教师队伍。坚持师德师风第一标准，着力建设一支"信念坚定、师德高尚、业务精良"的高素质专业化创新型教师队伍。

教育大计，教师为本。高水平教师是教育的核心竞争力，是提升教学质量的关键因素。教师教学竞赛是促进教师教学技能提升的一项重要工作。医院定期举办中英文授课比赛、病历修改比赛、临床技能比赛等教学竞赛，引导教师不断锤炼教学基本功，提升教育教学综合能力，着力培育一批在临床教学领域有特长的高水平名师。

其中，教师中英文授课比赛是医院推进课程质量建设，培养卓越临床骨十教师队伍，构建接轨国际、贯穿全程的医学教育教学体系的重要活动。医院自 2018 年举办首届教师授课大赛以来，至今已举办了六届中文授课竞赛和四届英文授课竞赛。作为一名优秀医护工作者的同时，他们还是优秀的教师，教学相长，既要会学，也要会教。透过教师授课大赛，看到每位参赛教师扎实的基本功，体现出教师对教学的热情，营造浓厚的教学氛围。教师授课比赛活动的制度化、常态化，全面提升了教师教学能力，真正做到教学相长。

2018 年，普外科的朱琳老师凭着一口流利的英文、自然大方的教态、富有神采的表现力在第一届英文授课竞赛中取得了第一名的好成绩，也代表医院参加浙江大学医学院组织的英文授课竞赛并荣获二等奖，2019 年代表住培基地在由培联体举办的英文授课竞赛中又斩获第一名。朱琳感慨道："每一次比赛都是一次历练，也是一次对自我的突破和再认识。发现自己的不足，再不断地改进，做更好的自己。"彼时的她还是外科学教研室秘书，临床工作之余协助主任妥善安排各项教学工作，在平时的临床带教和教学管理工作中，朱琳老师也更进一步加深了对临床教学的理解。2019 年秋，医院选派朱琳老师参加西澳大学师资培训项目，朱老师在项目中表现优异，被评为年度浙江大学医学院海外教学研修优秀学员。在此后的时间里，朱琳老师对临床教学的兴趣和热情逐渐转化为自己的事业方向，现在的她已经成为"一带一路"国际医学院教学部副主任，负责 MBBS 课程建设的相关工作，在面向海外的医学教育领域继续奉献着自己的力量。

此外，医院定期开展住培师资培训、临床带教教学能力培训。按照浙江大学卫生技术队伍岗位分类管理指导思想，实施合理的、差异化的分类聘任、评价和晋升制度，建立健全以临床教学为主的晋升发展通道。探索建立代表性教学成果评价、长周期评价、同行专家评议与分层分类评价相结合的教育教学评价制度，逐步从人事晋升、岗位聘任、考核评价、评奖评优等方面，全方位健全教师潜心教学的体制机制。

住院总医师24小时不缺席，"炼"好基本功

住院医师培养制度是医学培养体系中的传统，因其"奇高的成才率"，又被称为"通向医学大师的必由之路"。医生是需要不断实践、受教育的职业，需要有永不满足、终身学习的强烈愿望，需要有精益求精、甘于奉献的崇高精神，这一切的形成，离不开毕业后的住院医师培训。

住院总医师，是临床学科里设立的一类职务，一般由高年资的副主任医师、主治医师担任。住院总医师还需负责病区大大小小各项事宜，如手术安排、收治病人、会诊等，工作极其繁重，也是对年轻医生的磨炼，促使其快速成长。

2022年7月1日，浙大四院正式启用住院总医师24小时在岗工作制度。经过前期的主动报名、科室积极推荐，呼吸与危重症医学、心血管内科、神经内科、普外科、骨科通过考核后各选拔出2名医师担任住院总医师。在担任的半年或1年时间里，值班时须24小时在病区待命，接到急会诊、急诊手术、危重病人抢救等通知时须在10分钟内赶到。特别是夜幕降临，临床病房就是住院总医师的战场了。领将点兵、拱揖指麾，在一次次的组织抢救、紧急手术过程中，磨砺医疗业务水平和临危决策能力。

神经内科的刘欢医生，毕业于中南大学湘雅医学院和美国匹兹堡大学联合培养博士项目，2019年学成归国后入职浙大四院，2023年底加入住院总医师队伍。"每天的工作非常忙碌，早上8点交接班，到急诊室查看患者情况，安排接下来的诊疗，协调入院，晚上进行夜查房和危重患者及时处理，但最重要的工作还是全天候随时处理急诊室和全院的急会诊，随后又进入第二天的交接班工作。"刘欢这样描述他的24小时on-call生活。

一天凌晨，刘欢接到急诊室电话"1名79岁老年女性，突发言语不能伴右侧肢体无力40分钟"，刘欢火速赶往抢救室，问诊、查体、完善头部CT后考虑急性脑梗死，与患者及其家属沟通病情后决定使用溶栓治疗。从患者入院到静脉用药整个流程仅仅用时13分钟，比国际指南要求的60分钟整整缩短了四分之三，而每节约1分钟，可以使患者减少190万个脑细胞死亡，预期寿命增加1周。

"在美国就听说过住院总医师制度，但没有机会参加，来到浙大四院能加入

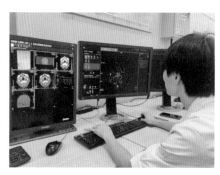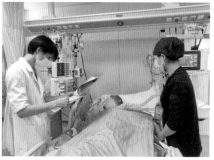

刘欢医生重建患者血管影像，为患者进行诊疗

住院总医师的训练非常幸运，以前一年处理不了 10 例危重病患者，在担任住院总医师后每月处理不下 30 例，高强度的锻炼让我能及时识别出危急病情，能冷静果敢地诊断治疗，能更加熟练地与患者家属沟通交流，也能更加高效地与兄弟科室进行协调。挽救患者的生命，减少患者残疾是每一位医生的愿望，感谢医院的培养，这些经历，都是宝贵的财富，使我朝着理想中的优秀医师又迈进了一步，我会更加努力，无所畏惧，勇往直前！"

担任住院总医师是一个凤凰涅槃、浴火重生的质变过程，也是快速让医师的综合素质得到全面提高的训练过程，无论是专业技能、协调沟通、管理决策、心理素质还是意志品质，全面提升医师个人能力的同时，也为医院储备了一批有担当、有决断力和处置力的优秀人才。

全力支持继续学习，"育"出高技术

2010 年，楼炎波刚刚从四川大学华西临床医学院毕业，选择了浙大四院作为职业起点。

作为普外科医生，楼炎波在掌握常见病、多发病的基础上，选择了难度要求高、更新速度快的血管外科作为自己的亚专科方向。他心里无比清楚，普外科知识日新月异，自己如若固步自封，必将停滞不前。浙大四院一直鼓励医生们接受继续教育，于是在医院的全力支持下，他先后前往浙一、浙二、邵逸夫医院、加拿大阿尔伯塔大学进修学习血管腔内介入手术技能，不断积累下肢动脉硬化闭塞症、颈动脉狭窄等常见病诊治经验，提升胸腹主动脉夹层、动脉瘤等急危重症的

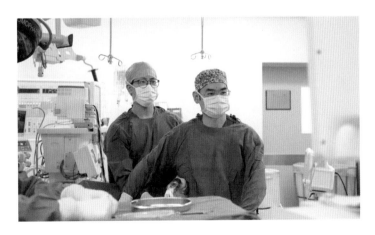

楼炎波医生为患者做手术

抢救能力。

2023 年 12 月 23 日，57 岁的患者黄先生出现剧烈咳嗽、后背疼痛，前往浙大四院急诊科就诊。经检查发现是主动脉夹层破裂，并发大量胸腔积液，随时可能心搏骤停，死亡风险巨大。情况十分紧急，经过心胸外科和血管外科第一时间讨论，认为抢在心跳消失前行血管介入植入支架，是最快、最有效的治疗方式，由楼炎波副主任主刀。

黄先生被紧急送到急诊介入室。在完成穿刺建立通路的瞬间，楼医生突然发现患者的股动脉血管没了搏动，心电监护仪显示患者的血压消失，心电图呈一条直线，最危险的情况出现了，心搏骤停！此时再进行开胸手术已然来不及，心肺复苏也因为主动脉破裂而成功机会渺茫。

"如果用最快的速度放入支架，再加上心肺复苏，是不是还有一线生机？"扎实的理论知识和过硬的手术技能给了楼医生信心，他将造影剂推入患者体内，显示屏上出现一个朦胧的显影后，凭借经验迅速把支架送入理想位置，释放支架封堵夹层。原本至少要十几分钟的支架介入手术，楼医生"盲眼"进行，仅仅用了 90 秒。随后接力开展胸外心脏按压，经过医务人员不断努力，心电监护仪上的动脉血压波形恢复了，血压恢复了，颈动脉搏动恢复了，心脏跳动恢复了……这种"起死回生"的情况非常罕见，90 秒可以说是真正意义上的操作极限。

这台手术，对患者而言，是第二次生命。对楼炎波而言，也意义非凡，一次又一次"生死时速"赛跑中的成功，使楼炎波成为了远近闻名的"拆弹专家"，多年来已成功为 200 多位 B 型主动脉夹层患者完成急诊手术，赢得宝贵生机。

学习，有时候就是"站在巨人肩膀"上的不断精深。目前，楼炎波还在学习，一边完成临床业务的钻研，一边继续攻读博士学位。"很感恩在浙大四院，有普外科每个人的互相帮助，有医院这个后盾，让我通过学习越走越远。透过学习，又开阔了眼界，扩大了医者的格局。这是相辅相成的过程。"楼炎波就是浙大四院本土培育的优秀青年医生的典型代表。

一个医院的格局，影响医生的格局。在浙大四院，人们看到的是开放、包容的学习氛围——不要把自己限定在一个狭窄的领域内，要学习的东西很多。正所谓"医非博不能通，非通不能精，非精不能专，必精而专，始能由博而约。"医院对待每位医生的学习，不设限，不框定，让每一个医护人员在学习上充满可能性，也让每一个"浙四人"得以"博"而"通"，"通"而"精"，才能去更好地医治疾病，治愈染疾之人。

勇担社会责任，全方位"造"人才

在浙大四院的教学团队里，既有经验丰富的高级师资，也有初露锋芒的青年带教，师资队伍结构合理又充满活力；而在学生团队里，既有年轻的医学生、实习生、住院医师，也有后起追赶的基层进修医生，年龄层次不一，亦是丰富又互相补充。可无论怎样的身份，他们都有一个同样的目标——成为更优秀的医生，成为更顶尖的人才。

全科培训，基层骨干精进之路

浙大四院是浙江大学服务地方经济社会发展的重要战略部署，是贯彻"优质医疗资源扩容和均衡布局"的生动实践，也是响应国家"一带一路"倡议和人类卫生健康共同体建设的重要布局。也正因为医院地处基层，医院对提升基层医疗服务能力和水平有了更大的使命感。

全科医生，又称为家庭医生，主要以家庭为单位、以社区为范围、以整体健康的维护与促进为方向，为居民提供连续性和综合性的医疗照顾、健康维持和预防服务，可以说是老百姓家门口的健康"守门人"。2019 年 3 月，为了增强基层医疗卫生服务能力，提高义乌市全科医生能力水平，浙大四院在医共体院区（福田街道社区卫生服务中心）开设了市内首个标准化的全科医生诊室。

不同于传统的全科诊室，这个新型的标准化全科诊室在设计理念、功能、服务上都有了颠覆性的改变，集合了远程视频会诊、全科医生教学、国外先进的全科医生诊疗系统等功能，面貌焕然一新。

医院建立了全科医生"4+6"培训模式，即4个月临床脱产培训加6个月临床实践。课程的设计，体现了浙大四院对于学员们能力提升的重视。在临床脱产培训4个月期间，每一日都有教学大纲，学员们要严格按照教学流程跟学，比如跟手术，跟门诊、急诊，还要学习内分泌、慢性病等内容；当然也有自选课程，可以让来学习的基层业务骨干自主选择自己擅长和感兴趣的。每周二、四、五，医院还会组织学生们学习社区当下的常见病防治，从理论和技能两方面来授课；也会有阶段性考核，巩固教学成果。整个培训过程，重在医疗，却又不乏温情。细致、周全的教学流程，也是浙大四院一次次研讨之后确立的。

作为全科医生培训项目的主要负责人、浙大四院全科医学科主任戴红蕾介绍，为了更好地提升教学效果，全科医生培训直接进行实验观察式全科门诊带教。浙大四院对开设的全科医生诊室进行了特别的设计和改造，诊室内墙壁上安装有摄像头，桌面上安装有集音器，而诊室隔壁是一间装有显示屏的教学诊室。每周一下午，全科医生在全科诊间里独立接诊病人，完成初步的诊疗过程，戴红蕾主任及其他学员在隔壁的教学诊间通过视频观察接诊学员的诊疗过程；接诊学员接诊结束后交代病人在诊室等待，由学员到教学诊间简短汇报病史及自己的处理意见，戴主任对其接诊过程给予简要评价，并结合病人的问题进行思维分析指导，最后戴主任带领学员们一起回到全科诊间，补充问诊并向学员展示规范查体过程，跟病人进一步交流沟通并完成诊治。

"过去的全科医生培训，都是学生坐在老师身边，看老师怎么问诊的，但是现在，让学员独立完成诊疗，老师和其他学员在隔壁观察，既可以了解他问诊的方式方法、诊疗方向是否正确，更能促进全科医生主动思考，并且学以致用。"

戴红蕾表示，这种观察+实践式教学模式来自乔哈里视窗理论以及米勒棱镜原理，很好地弥补传统教学法中盲区、隐秘区信息采集的不足，获取到更全面的信息。学员们知道自己哪些领域做得比较好，哪些领域还需要改进以及如何改进。

这种模式也备受学员欢迎。他们表示，这样的教学方式能够快速提升全科医生的思维和接诊能力。这是一种全新的体验，学员们在诊疗过程中有疑惑的地方，老师和同学都能在隔壁诊间及时发现。诊疗结束之前，再进行讨论和分析，受益匪浅。

设备完善，助力高质量培训

在全科标准化诊室中，桌面上摆放着国际通用的全科桌面诊断系统，吸引了不少患者的目光。

充电底座内，摆放的是血压计、检耳镜、检眼镜等较为齐全的检查辅助设备，而诊室后方还摆放有一张多功能检查床，给全科医生创造了现场进行内外妇儿、外耳道检查、眼底检查等初步体格检查的条件。

全科医生介绍，由于检查设备、服务能力等缺乏，过去全科门诊的接诊类型相对单一，主要围绕慢性病的管理展开，当出现专业范围外（专科性较强）的妇科、眼科、皮肤科等问题时，患者往往只能打道回府，进一步前往上级医院就医。

而现在，通过规范化的全科医生轮转培训，结合完善的诊疗设备，首批经过规范化培训的全科医生能完成各类常见症状、常见病、慢性病的诊疗，在接诊过程中更多地和患者进行交流，了解患者的想法、关注点与期望，融入健康宣教，做好人文关怀。不少患者体验后表示，全科医生现在更细致，问的问题更多，回家用药方法叮嘱也更仔细了。

戴红蕾主任表示，全科医生标准化诊室模式将进一步升级，通过技术与设备的软硬结合，帮助基层社区卫生服务中心实现真正意义上的全科医疗服务，进一步提高老百姓在基层就诊的满意度和获得感。

当一家医院的教学对象，不再局限于医院内的医生们，而是辐射到更广阔的地域后，教师们在教的过程，会对旧的知识有新的理解，学员们在学的过程，会对新的知识有更新的感悟。无疑，全科培训这一举措，不仅提升了浙大四院医生们的能力，更造福义乌乃至浙中西地区的百姓。

健康先行，"丝绸"引路

作为国际商贸城市的义乌，外商云集，浙大四院也会经常接诊来自世界各国的患者。自 2019 年开始，医院创办"健康丝绸之路"公益活动品牌，定期开展疾病预防保健、急救、饮食营养、献血和心肺复苏培训等方面的健康知识宣教，致力于提升中外居民的健康素养。

随着人们生活水平的提高，心脏性猝死发生率不断上升，我国心脏性猝死发生率为每年 41.84/10 万，而抢救成功率小于 1%。当各种原因引起心跳、呼吸骤停时，心肺复苏术（CPR）是最有效的紧急救护技术。2019 年 7 月 25 日，浙大

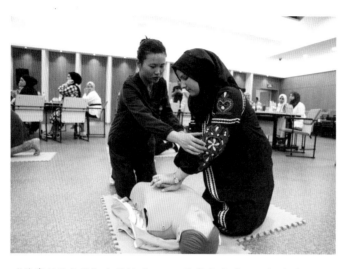

"健康丝路之路"公益活动——心肺复苏术（CPR）培训

四院"健康丝绸之路"公益活动第二期——心肺复苏术（CPR）培训专场活动在浙大四院行政楼411报告厅举办，来自美国、墨西哥、伊拉克、阿富汗、韩国、俄罗斯等20个国家的50多名中外居民参与了这场高标准的心肺复苏培训。

全程中英文教学，语言无障碍自由切换，学员们听得格外认真。两位老师根据美国心脏协会的标准BLS培训教程展开，以生动活泼、简明易懂的教学方式，深入浅出地讲述CPR抢救的方法和步骤、复苏的指标、注意事项以及除颤仪的使用方法，对按压次数、按压频率、持续时间等关键参数进行了强调和多次练习。之后，老师们还手把手挨个进行心肺复苏术的操作指导，让参与者快速掌握这门抢救技能的操作步骤和要领。

这场看似简单的活动，却也鲜明地体现了浙大四院对于医护人员的教学要求，尤其有助于外语的熟练应用以及业务基本功的提高。这种直接对接国际友人的教学活动，无疑是浙大四院在义乌当地极具鲜明的教学特色。它不拘泥于医院的"一方天地"，而是将自身所学传递给更多的人。

一家医院教学的格局，有时决定了其社会服务的能力。回看浙大四院的每一次教学和培训，都融合了缀满爱意和温暖的细节。这样的教学，让每一个学习之人，将知识在实践中变成经验，生出体悟，引发思考。也许，它给予的不仅仅是知识，更是智慧，即让每一个医护人员在学习中，将医者的人文修养落实到如何看待病人，如何看待自己，以及如何看待和处理医生与病人的关系。

这样的教学，有着底蕴，亦是一种升华。

医教研融合发展，践行教学新模式

浙大四院作为浙江大学直属附属医院、浙江大学医学院第四临床医学院，积极响应国家"一带一路"倡议和浙江大学"双一流"建设要求，肩负强国使命，把立德树人作为教育的根本任务，构建全过程育人体系，奋力打造"留学首选地""就医目的地""医学创新策源地""卫管人才培训地"。

创新办医办学，实践教学变革

"无中生有""从0到1"，在创新办医办学的道路上，浙江大学医学院附属第四医院和"一带一路"国际医学院、国际健康医学研究院实行一体化管理，开启"三院一体"建设新征程。

伟大事业，从来就孕育于伟大梦想。国际医学院梦想开始的地方，便是在蓝天白云下的鼎富广场——浙江大学国际健康医学研究院。研究院作为浙大四院和国际医学院的科研支撑，其科研项目紧紧围绕国家和浙江省的发展战略和区域经济社会发展需求，构建"临床—基础—研发—临床"的全链条一体化的科技创新新范式，以学科创新为支点，助力医院临床服务能力的腾飞。

在这场新征程中，浙江大学领导和义乌市政府在深入调研论证和充分沟通协商后建设"一带一路"国际医学院，并提出通过与人文、社科、理科、工科、信息等多学科交叉融合发展"新医科"体系，与浙江大学医学院形成相对错位、互补的格局。"大胆的决定"得到了浙江省政府的支持和教育部的批准。这也使得国际医学院成为全国唯一一家以"一带一路"命名的高等学府二级学院。同时，为实现医教研深度融合，浙江大学大胆创新医院和医学院管理范式，于2022年1月成立了浙江大学医学院附属第四医院和"一带一路"国际医学院（筹）党委领导班子。

在"三院一体"总体建设框架下，国际医学院致力于构建"以学生成长为中心"的卓越教育体系，对标国际标准，培养具有人文素养、临床胜任力、自主学习和终身学习能力的世界需要的医学人才。同时，充分发挥"三院一体"的优势，建设医教研融合发展的研究生培养体系，形成一批国际一流的学科交叉方向，造就兼具过硬临床实践能力和临床研究能力、引领医学发展的卓越创新人才。

2022年9月，国际医学院迎来了海内外138名研究生。这是国际医学院首次面向海外招生，吸引了一批"一带一路"共建国家的医学生。自2020年起，国际医学院便启动研究生招生。"我的梦想是学好汉语和医学，留在中国当一名妇产科医生。在义乌也有很多外籍女性由于陌生的语言和环境害怕就医，我希望能够为她们提供帮助，让她们感受到家的温暖。"来自阿富汗的留学生弗洛兹说。

2023年10月10日，国际医学院校园正式启用。经历带土移植、本土培养、接轨国际三阶段后，国际医学院的来华留学生临床医学专业本科教育（英文授课）项目（MBBS）将具有临床和学术能力、沟通和协作能力、个性化培养模式、人文社科特色课程、社区和全球卫生服务、多学科整合课程、多样化教学模式、文化浸润融合等特色。国际医学院迎来了国内外研究生及首批来自25个"一带一路"共建国家的92名来华留学临床医学本科新生，首任院长黄荷凤院士和浙江大学党委常委、副校长李晓明教授为首批24名学业导师颁发聘书。

浙大四院和国际医学院积极探索包含"基础—临床—转化"成员的导师组，倡导研究型、设计型、课题化、讨论式的教学模式，人才培养中突出科研一体化考虑，促使基础与临床、转化的深度融合。深化医学教

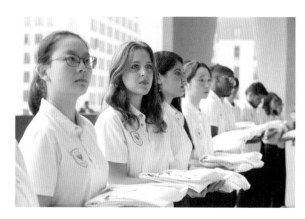

2023年10月国际学生授白大褂，踏上医学之旅

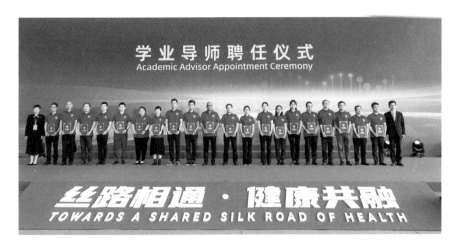

国际医学院学业导师聘任仪式

育教学内容改革，着力建设好第四课堂，提高国际化培养水平。实施名医师、名教师、名课程、名教材的"四名计划"，以全英文课程建设为基础，构筑中西医并重、有中国特色、有世界水平的国内国际学生通用的名课程。

希望不久的将来，当人们谈及国际医学生培养时，第一个想到的就是为世界培养医学人才的"一带一路"国际医学院。

"中以"合作，云端探索前沿领域

希伯来大学是以色列排名第一、亚太地区排名第五、全球排名第 87 的大学。其医学院研究重点领域包括癌症、糖尿病、微生物学、传染病、医学生物学、免疫学、发育生物学、药物设计和递送系统以及生物信息学等关键领域。

早在 2015 年 5 月和 2019 年 7 月，浙江大学和以色列耶路撒冷希伯来大学先后签订了学生交换协议和合作框架协议。在此基础上，"一带一路"国际医学院与希伯来大学医学院沟通讨论双学位博士联合培养合作事宜，以期推动中以联合学院的筹建。

2022 年 1 月 20 日，在中以建交 30 周年之际，国际医学院与以色列耶路撒冷希伯来大学医学院举行国际学术研讨会暨合作备忘录签约仪式。本次学术交流会议采取线上、线下相结合的方式，来自浙江大学和希伯来大学的 18 名专家学者，共同研讨在肿瘤、生殖、发育、衰老、代谢等医学领域重要问题上取得的进展，探索医学发展新趋势，赋予医学前沿发展新动能。

中以双方教授根植于自己的学术领域，给每一个参与的人带来了精彩的前沿学术报告。历经全球新冠疫情席卷，构建人类命运共同体已成为国际社会的共识。努力践行"一带一路"倡议是国际医学院的初心使命。

通过"云端"相聚，时任浙大四院和国际医学院党委书记徐键与希伯来大学医学院院长 Dina Ben Yehuda，在双方专家学者共同见证下，郑重完成合作备忘录签约。双方计划通过"学术联姻""院校联姻"，助力高端医学人才交流和培养，紧密开展国际学术交流，共同描绘打造"一带一路"医学高峰的美好愿景。

思维创新，国际化能力提升计划

国际化建设是浙大四院的重要战略任务，国际化能力提升计划应运而生。培训计划邀请具有丰富国际化经验的专家大咖，帮助医教研和管理团队进一步树立国际理念、开拓国际视野，为"三院一体"建设与发展培养国际化医疗队伍，以及能够胜任国际化办学的教学、科研和管理人才。

作为浙江大学医学院第四临床医学院，浙大四院高度重视教师的国际视野和国际化教学能力，坚持师德师风第一标准，多层次、全方位、宽领域积极推进教师队伍专业化建设，持续开展师资培训系列活动，学习海外知名高校先进的教学理念和教学技能，提升教师的教学能力水平，拓展教师的国际视野和国际竞争力，大力培养造就一支师德高尚、业务精湛、结构合理、充

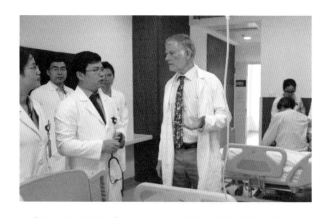

加拿大阿尔伯塔大学Lee A. Green教授做教学查房指导

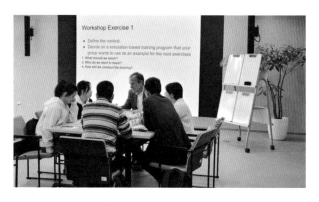

丹麦哥本哈根大学医学教育与模拟研究院院长Lars Konge教授为青年教师做模拟医学教学培训

满活力的高素质专业化教师队伍，为医院教育教学质量提升赋能。医院先后与加拿大、日本等高校和医院建立教学合作关系，聘任外籍专家任第四临床医学院教授，参与临床教学工作，来院进行临床教学技能培训与交流，建立国际先进的办学理念与教育模式对接的教学体系。

近年来，与加拿大阿尔伯塔大学及日本静冈医院交流互访 93 人次，派出师资赴加拿大、日本进修学习 30 余人，加拿大方每年派出 3 ～ 4 名全科医学相关专家进行教学指导、师资培训及授课。我院积极承办医学教育讲座、师资培训等项目，吸引了来自北京协和医学院、四川大学华西医学中心、华中科技大学同济医学院、浙江大学医学院附属医院等国内兄弟院校的教师参与。

2023 年 11 月，新加坡国立大学杨潞龄医学院的专家教授走进校园，为浙大四院及浙大医学院、浙大一院等兄弟院校百余名教师、研究人员和临床医生进行精准化培训，促进教师学习先进教学理念，掌握整合互动式教学方法。

临床、科研、教学、人才始终是浙大四院和国际医学院建设的重中之重，这四个方面的建设，缺少不了国际化能力和创新精神。浙大四院，自始至终将其教学理念和目标，渗透到每一位员工的行为、每一项医疗服务、每一个管理决策之中。在这样的学习氛围中，自觉地学习已成为全体员工的精神"黏合剂"，更是医院发展的深层动力，也逐渐培养出一批批具有国际视野的医学人才。

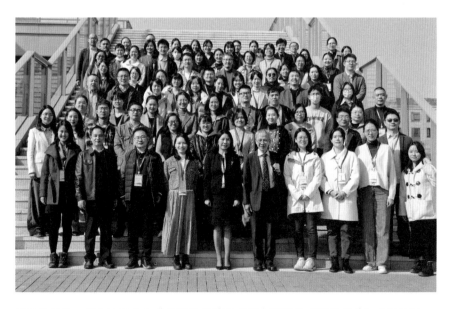

2023年11月，新加坡国立大学杨潞龄医学院专家来院进行"互动教学"专题培训

小 结

竺可桢校长曾在浙江大学开学典礼上问到：到浙大来做什么？将来毕业后做什么样的人？引导学生思考学习的目的与未来的人生追求。

浙大四院秉持浙大立德树人的优良传统，积极响应党和国家实施"健康中国"战略号召，立足于培养服务于人民的优秀医学人才。"以卓越的科研、教育和服务促进人类健康"是刻进每一位浙四人心里的使命，也是浙四人践行之路。在实践过程中，教育的力量强劲而深远。高质量的医学教育推动了医学学科协同创新和医教融合发展，"医学+"人才培养模式更促进了新时代高素质教师队伍成长，"汇多元学科、通临床研究、精实践技能"的临床医师一体化培养体系使得医疗技术不断升级、精益求精，而医学人才的成长和成熟再次促进了教学的进步。在浙大四院，医疗—教育—科研组成相辅相成、互促互进的齿轮，创造出源源不断的动能，为加快建设高品质国际医学中心做出积极贡献。

7

瑚琏之器，国之大者

——科学研究『添动能』

作为大学直属附属医院，不仅仅要为患者解除病痛，还需要成为疑难杂症的诊疗中心，加深人类对于疾病的理解，打破人类对于医疗认知的边界。因此，他必须是一家研究型医院，是医学前沿技术创新、转化和应用的基地。

医学科研，可以深入系统地总结以往实践经验，加深人类对生命和疾病现象及其发生、发展规律的认识，可以不断发展医学新理论，开拓研究新领域，攻克技术新难关。

"有时去治愈，常常去帮助，总是去安慰"，特鲁多医生的格言跨越时空，引起了很多人的共鸣，一方面它阐明了医学是饱含人文精神的科学，另一方面无奈地道出了一个现实：现阶段，医学能力和人类对疾病的认知仍然有限，面对未来，医学科技创新是解决发展问题的关键所在。

从2014年办院开始，浙大四院就确定了"科教兴院"战略，坚持医教研协同发展，经过了十年的努力，实现跨越式发展。高能级科研平台建设不断加强，已建成饲养规模10000笼的实验动物中心、公共技术平台和标准化PI实验室，科研用房面积3万平方米，获批全省肺癌精准诊疗重点实验室、浙江省首批省级新型研发机构、未来病理浙江省工程研究中心、浙江－丹麦再生与衰老医学联合实验室、国家生物药技术创新中心"一带一路"国际合作基地。高质量科学研究不断开展，近三年，立项国家自然科学基金项目49项，承担国家级重点重大项目8项，包括国家自然科学基金重大研究计划集成项目1项、区域创新发展联合基金重点支持项目2项、杰出青年科学基金项目1项、国家重点研发计划3项、科技创新2030—"脑科学与类脑研究"重大课题1项。高水平成果不断涌现，王凯教授牵头的"肺癌精准诊疗关键技术创新及应用项目"荣获浙江省科学技术进步奖一等奖，近三年发表业界公认的重要期刊论文138篇，首次以第一单位在 *Nature*、*Science* 发表原创性成果。

心怀"国之大者"，奋力"走在前列"，打造医疗卫生领域战略科技力量，是时代的召唤，是发展的需求，是浙大四院的使命和担当。

面向未来，科研成为医院重要使命

什么样的医院才能适应未来发展？首先要定位明确，发展战略为定位服务。

浙大四院以卓越的科研、教育和服务促进人类健康为使命，在"三院一体"模式下打造"高水平、国际化、研究型"一流国际医学中心，决定了医院要走的是追求卓越之路，是医教研协同发展之路。

国之大者，面向人民健康服务国家战略

党和国家高度重视卫生健康事业，没有全民健康就没有全面小康。党的二十大报告指出，推进"健康中国"建设，人民健康是民族昌盛和国家强盛的重要标志。"健康中国"战略目标非常明确，中国的健康事业已经不仅仅是单纯的疾病诊断和治疗，而是要保障人民全方位、全生命周期健康的大健康。

人们对大健康日益提高的需求和能提供的医疗照护能力不匹配已经成为现阶段主要矛盾，实现"健康中国"的目标面临着巨大的挑战。一方面，当前我国面临一系列重大疾病高发病率、高死亡率的挑战。据国家癌症中心发布的 2022 年中国癌症数据表明，我国 2022 年恶性肿瘤新发病例 482.47 万例，年死亡人数 257.42 万人，其中肺癌、肝癌、胃癌、结直肠癌、食管癌是中国居民死亡数最高的五大癌症。我国现有高血压患者 2.7 亿人，糖尿病患者超过 1 亿人，慢性肾病患者 1 亿至 1.2 亿人，阿尔茨海默病患者 1200 万人。另一方面，我国医学创新能

力不足，以"构建国家医学卫生健康战略科技力量"为主题的第二届中国医学发展大会上再次提及"三个95%"，即临床药物95%最初专利和知识产权来自国外，大型医疗设备95%由国外进口，临床标准规范指南95%借鉴国外。解决这些问题的唯一途径就是医学科技创新。

面对突如其来的新冠疫情，医学科技创新发挥了强有力的支撑作用，临床救治和药物、疫苗研发、检测技术和产品、病毒病原学和流行病学、动物模型构建等科研攻关方向全面开花。医疗救治一线，科研与临床结合成为提高治愈率、降低感染率和病亡率的关键。预防关键环节疫苗研发方面，第一时间按照灭活疫苗、腺病毒载体疫苗、重组蛋白疫苗、减毒流感病毒载体疫苗、核酸疫苗等5条技术路线全力推进。医学实践表明，科技创新推动临床诊疗技术发展、提升医疗服务质量，无论是重大传染性疾病的最终控制，还是慢性非传染性疾病的临床诊疗取得突破性进展，几乎都得益于医学科技创新。医学科技创新在提高人类疾病防治水平和增强公共卫生突发事件反应能力方面起着关键性作用。

高水平创新是大学高质量发展的战略支撑，2021年，浙江大学党委书记任少波到浙大四院调研时指出，浙大四院和国际医学院要拔高站位，打造区域医学健康新高地；要扩大优质医疗资源供给，培育创新成果，强化人才引育；要深化改革创新，建设市校合作新样板。2023年5月，浙江大学校长杜江峰到浙大四院调研时强调，要建立有国际声誉的浙大品牌，注重医教研三位一体化建设，更好地凸显国际化。

浙江大学始终秉承"顶天立地""明目扩胸"的理念，坚持四个面向，坚持创新引领，实施国家战略，向着世界一流大学前列的新征程迈进。浙大四院作为浙江大学医学板块的重要一员，坚持创新引领发展，强化体系创新、理论创新、科技创新、模式创新、服务创新、管理创新，以国际一流学科建设为抓手，以高能级创新平台为依托，以打造数智未来医学为方向，奋力建设创新型、研究型医学中心，为健康中国战略和浙江大学迈向世界一流大学前列做出更大贡献。

珠玉在前，从医学发展史和顶级医院找到指引

一部医学发展史就是一部医学科技创新史，医学科技创新贯穿医学发展全过程。医学科技的创新提高了人类的生存能力，改善了人们的健康状况，推动了医疗事业的迅速发展。现代医学发展100多年的历史充分证明，只有科技创新才能推动医学的发展和进步。1895年，伦琴发现X射线，人类开始可以在没有切口

的状况下观察人体内部情况。1928 年，青霉素问世，挽救了无数细菌感染患者。1953 年，DNA 双螺旋结构的发现揭示了生命的奥秘。2001 年，人类基因组工作草图发表，开启了医学发展新纪元。

医生的科研水平是关键。医学的发展首先是发现问题，最了解临床问题所在的群体是医生。医生不做科研固然轻松，不写论文固然洒脱，但这样的医生给病人带来的利益就会比较局限。要知道，任何一篇文章，任何一个经验总结，都需要花很多时间查找资料，需要阅读别人的作品，需要思考和凝练，这个过程就是一个提高的过程，也是一个自我完善的过程。我国外科界的前辈裘法祖院士曾经说过："如果一个外科医生只会开刀，他只能成为开刀匠，只有会开刀又会研究的外科医生才能成为外科学家。"医学发展史上涌现了许多热爱临床、关怀患者、有责任心的医生，从基础工作做起，从细节处入手，上下求索，做出了卓越的医学研究成果，极大地推动了医学的进步。

1953 年，瑞典塞尔得林格医生首创了用套管针、导丝和导管经皮股动脉穿刺、钢丝引导插管的动静脉造影法，避免了以前切开动脉所带来的严重并发症，大大简化了操作程序，并提高了介入放射学操作的安全性，因而很快被广泛应用，为当代介入放射学的发展奠定了基础，成为介入放射学的里程碑。

1984 年，澳大利亚消化科医生马歇尔与病理学医生沃伦提出幽门螺杆菌涉及胃炎和消化性溃疡的病因学，成果发表于世界权威医学期刊《柳叶刀》(Lancet)，他们的成就使全世界亿万人获益。

1987 年，法国医生莫瑞特首先利用膀胱镜完成了世界上第一例内镜下的胆囊切除手术，这是人类手术史上一个划时代的进步。90 年代初，以腹腔镜为代表的内镜手术开始风靡全球，这种手术由于创伤小、恢复快，被医疗界广泛认同。目前，内镜手术已在腹部外科、胸外科、妇产科和泌尿科等外科得到了广泛的应用。

以史为鉴，可以知兴替。从医学发展史中可以找到医学进步的基本规律，从而找到开创未来的指引。科研是一家医院实力、声誉所系，学科及学科带来的声誉是一家医院的立身之本。而科研是支撑学科的重要基石，也是医院的核心竞争力。顶级医院的学术声誉不仅仅来自医生精湛的医疗技术，还有这些医生们在医学研究中的重大发现和重大成果，正是这些成果为现代医学的发展做出了重大贡献。

现如今，国际医疗界对于顶级医院的评价标准通常包括医疗、科研、教育三个方面。在《美国新闻与世界报道》(U.S.News & World Report) 发布的 2022—2023

年度美国"最佳医院荣誉榜"（Best Hospitals Honor Roll）中，梅奥诊所（Mayo Clinic）依旧稳居第一，这是梅奥诊所自2016年以来第7次蝉联榜首，因此被誉为医疗界的"最高法院"及医务人员的"麦加"。它的LOGO是三个盾牌，分别代表医疗、科研、教育，非常生动形象地展示了三者的关系。医疗、科研和教学"三位一体"是梅奥诊所的核心竞争力。梅奥诊所通过临床不断地挖掘潜在的需求，为科研指明方向，通过教育培养顶尖医学人才，为临床科研团队持续注入创新活力，通过科研不断产生前沿研究成果，不断提升临床能力，形成了完整链条。据统计，梅奥诊所当前拥有57个研究中心和3800多名专业研究人员，每年在医学创新研究上的投入高达数亿美元，共孵化了14万项医学创新成果，并且当前还有12000多项创新技术正处于研究和转化阶段。它在人类医学史上创造了无数个世界第一，发明了术中快速冰冻病理检查；改良了人工心肺机，第一次成功地开展了一系列开心手术；证实了胰岛素和糖尿病之间的关系，并首次用胰岛素来治疗糖尿病。直到今天，几乎每一台核磁共振仪器上都有梅奥诊所发明的技术。

约翰·霍普金斯医院是全球医学生和医生心目中的另外一个医学圣地，在《美国新闻与世界报道》发布的美国最佳医院评比中常年稳居前列，它是现代医学教育的发源地，率先建立起医学院附属教学医院的医学教育模式。顶级医院的发展殊途同归，登录约翰·霍普金斯医院的网站就可以发现医院的核心为医疗、科研和教育三部分，开宗明义写道：在约翰·霍普金斯医院进行的创新研究对医学进步和患者照护都至关重要。医疗技术进步的基础是研究，从研究细胞机制的基础研究，到建立在这些发现基础上的临床研究，再到将这些临床研究成果应用于治疗患者疾病的转化研究。每位科研人员确立自己的研究方向，从基础工作做起，对该方向进行全面、深入的研究。

约翰·霍普金斯医院倡导从低年资医生时期开始从事科研工作，作为住院医师培训的鼻祖，它要求住院医师在培训过程中科研、临床两手抓。例如，约翰·霍普金斯医院的神经外科有个不成文的规定：住院医师需要7年的规培，其中2年需要规培医生进行科研工作。由此可见，科研工作是一家医院不可或缺的基石。

审视梅奥诊所、约翰·霍普金斯医院等顶级医院，不难发现，它们的发展路径惊人的相似。通过对标分析，浙大四院厘清自身优势和差距，明确"高水平、国际化、研究型"的发展定位，创新浙大四院、"一带一路"国际医学院、国际健康医学研究院的发展模式，坚持医教研"三位一体"协同发展，综合发力建设国际一流医学中心。

追求卓越，推动高质量科研

2019 年 10 月，浙江大学"一带一路"国际医学院落地义乌，中国科学院黄荷凤院士担任首任院长；2020 年 5 月，浙江大学国际健康医学研究院成立；浙大四院与国际医学院、研究院构建了一个党委领导下的"三院一体"协同发展新格局，开启了高质量发展新篇章。浙大四院以医疗和患者照护为中心，研究院作为科研支撑和转化医学研究平台，加强基础研究与临床工作融合，引领医学健康领域科技创新发展，国际医学院以医学教育和人才培养为根本，打破传统医学学科体系，发展符合未来发展要求的"医学 +"新交叉学科，重点打造生殖医学、肿瘤医学、再生与衰老医学、代谢医学、遗传医学、RNA 医学六大学科方向，建设一批世界顶尖的基础、临床和转化医学研究三者融合发展的特色学科群。

随着我国医疗卫生事业的不断发展，常见病、多发病的医疗服务能力迅速提升，人民群众迫切需要解决的健康需求，开始从"看病难"向"看难病"转变。"三院一体"模式是医院为适应现代医学发展趋势而建立的一种前瞻性的战略布局，符合研究型医院建设的趋势，简单地说，就是看别人看不了的疑难疾病，做别人做不了的原创科研，培养别人培养不了的创新人才，承担别人承担不了的国家使命。

"三院一体"模式下的科研和临床是相互促进的，临床为科研提供研究方向，为科研提供样本，是对科研成果的检验；科研为临床提供新的理论和新的方法，提高临床医生的分析能力，改变临床医生的思维方式。科研、临床工作的最终目的是更好地解决疾病的治疗问题。医院除了诊疗中心，还是科研中心和医学大数据平台，医生的另一个身份是科学家。

浙大四院的管理者们深知，一位好的医生治疗的患者数是有限的，但是一项好的临床医学研究成果则可以帮助无数人。医院不仅仅是临床问题的提出者和临床研究的实施者，还要治疗一般医院治不了的病、做一般医院做不了的手术，出技术、出标准、出规范，推动临床技术水平不断提高的同时，科研能力也持续增强。

"三院一体"模式的确立，体现了医院对科研工作的高度重视。这条路，既是机遇，也是挑战。如何进行医院和国际医学院科研管理模式的创新，如何推动项目、基地、人才、资金一体化高效配置，如何瞄准生命健康科学前沿的关键问题，搭建高能级平台，发展国家科技战略力量，浙大四院进行了积极的探索。

优化管理，服务一流科研

///

发挥医院科技创新的优势，必须不断探索建立适应科技创新要求的科研发展体系。要成为一流的医院，需要积极引导医务人员树立从事科研的价值观，培育优良的科研文化，打造实用、高水平的科研平台，招募代表先进生产力的科研人才。

人才是基石

浙大四院作为大学附属医院，其主要任务之一是开展医学科学研究，通过基础和临床研究不断提升学科水平和诊疗能力，这也是医院综合能力的主要体现。人才是科研的基石，想要在医学科技领域占有一席之地，必须引进、培养大批高素质、高水平、能够担当重任的优秀人才。

医院通过实施一流人才队伍建设工程，围绕学科建设规划，依托首批布局重点打造的 RNA 医学中心、生殖医学中心、肿瘤医学中心、代谢医学中心、再生与衰老医学中心、遗传医学中心六大学科研究方向，汇聚院士领军、顶尖人才为核心的高水平研究队伍，培养一批具有国际视野的青年拔尖人才和后备人才，形成高水平人才汇聚、创新人才培养和国际高端人才交流的基地。截至 2024 年 2月底，医院拥有院士、"长江学者奖励计划"特聘教授、国家杰出青年基金获得者等国家级人才 16 人，各类省部级人才 20 人；浙江大学求是讲席教授、求是特聘教授、长聘（副）教授 16 人，临床高级职称人才 200 余人，研究员、特聘（副）研究员 40 余人，博士后 80 余人。初步形成战略科学家担当引领，中坚力量坚实作为，肯年人才勇挑人梁的发展态势。

医院深知领军人才对于人才团队的重要性，一名优秀的学科带头人，能够吸引一批学术端正、技术素养高和能力强的人才，并形成合理的梯队，协调他们在科研中互相帮助、取长补短，从而形成在某个领域有竞争力的团队。医院聚焦一流平台建设，依托医院和国际医学院的平台，引进国内外顶尖医学人才，以领军人才为核心建立六大医学中心，建立起重质量、重绩效、重贡献的人才评价体系，打造人才"虹吸效应"。同时，通过不断完善人才考核评价体系，加强青年人才的引进和培育，优化考核标准、升降路径、激励机制，激发创新活力与潜能，出台了具有竞争力和吸引力的博士后政策。

为了吸引人才来浙大四院，医院高度重视人才服务工作，比如来自斯坦福大学的医学博士陈炜钰在刚入职时坦言：来到浙大四院，让他真正感受到了医院对人才的尊重。刚刚回国时，对于国内生活的方方面面都不是很熟悉，尤其在小孩上学和自己住房的安排等方面。但是，入职浙大四院之后，医院立即帮他解决了这些问题，使他能够全身心投入科研。

当前，青年科技人才已成为我国科技创新发展的生力军，而科技界基础研究的根本性突破往往来自青年研究个体的"匪夷所思、天马行空"的探索和创造。对于新建医院而言，青年人才更是制胜未来的关键所在。医院高度重视优秀青年人才引进和队伍培育，不断完善青年人才培养管理体系，从哈佛大学、美国杰克逊基因组实验室、德国马普生化所等国外知名院所引进了魏威、乔帅、朱艳芬等基础研究人才，培育了莫俊、冯超、方嘉佳等优秀的临床研究型人才。医院定期开展青年人才学术交流例会，搭建青年人才自主交流平台，推进科研工作高效开展，营造良好的科研合作氛围；定期邀请业内权威专家学者对青年人才开展一对一交流，针对研究方向、研究计划和研究中遇到的挑战等进行全方位辅导，助力青年人才学术成长；定期发布"前沿解读"系列公众号推文，由青年人才解读世界科学前沿，持续提高学术声誉；完善青年人才培养方案，建立健全青年医生和青年科研人员结对制度和交流制度，全方位促进专职科研人员和青年医生成长，深入推进临床和科研交叉融合；设立培育基金，鼓励支持青年医生和青年科研人员撰写项目任务目标书，共同完成相关课题研究。

临床研究中心主任、神经内科副主任医师方嘉佳和神经外科副主任医师莫俊的成长经历极具代表性，他们均毕业于国内知名院校，医院筹建初期便加入医院，通过有计划的培养和自身的努力，与医院同步成长，在各自领域崭露头角。

莫俊，浙江大学硕士生导师，长期从事脑血管病脑损伤机制与临床应用转化相关研究，主持国家自然科学基金项目 1 项，在 *Redox Biology* 等期刊上发表 SCI 论文 10 余篇。主译美国经典外科学手册 *SURGICAL RECALL*，由人民卫生出版社出版，并在 2019 年全国高等医药教材建设暨人民卫生出版社专家咨询年会上作关于中美医师培养及学术译著经验与展望的报告。他在谈起成长经历的时候提到关键的两点，自身对基于临床实践的科研问题的探索和系统的科研思维能力的培养。他坦言："我在本科和硕士研究生学习期间，科研工作更多的是出于兴趣，当在显微镜下第一次看到细胞荧光、采用 Western 印迹杂交技术看到蛋白表达情况，有那么一瞬间觉得自己无所不能。工作后，基于医院对青年人才

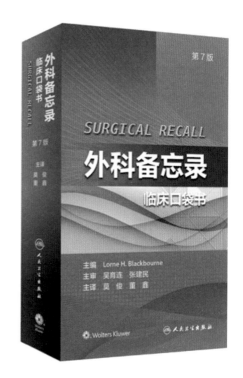

神经外科副主任医师莫俊主译的《外科备忘录》

培养的重视，给了非常好的机会，一是读了张建民教授的在职博士，二是获得了美国罗马琳达大学神经科学研究中心访问学习一年的机会。美国实验室的科研氛围很好，通过每周例会上批判性的提问，自己慢慢体会科研到底是怎么回事，逐步理解导师 John H. Zhang 教授为什么那么强调周会的重要性。访问学习期间有幸参与了整个项目的选题、设计、实施和结题，这种训练是非常难得的，因为很多时候只能负责项目的一部分。这种全流程管理经验对自己后续从事科研项目申报有很大的帮助，也让自己对科研工作的形式逻辑有了一个初步认识。"

方嘉佳是医院培育的年轻的临床和管理"双肩挑"人才，浙大四院最年轻的博士生导师。她先后担任门诊部主任、临床研究中心主任，是医院的管理骨干，在门诊改造、三甲医院评审、疫情防控等重要关头都发挥了重要作用，她带领团队披荆斩棘，化不可能为可能，圆满完成医院交办的任务。此外，她咬定青山不放松，攻读博士学位期间便致力于癫痫基础和临床研究，在癫痫领域主持了国家自然科学基金青年项目、浙江省"尖兵领雁"项目、省部共建重点项目等 6 项。

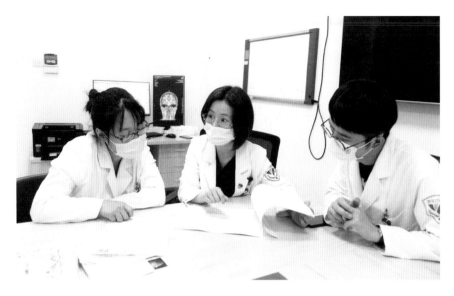

临床研究中心主任、神经内科副主任医师方嘉佳（中）带领团队开展癫痫联合门诊

她目标明确，思路清晰，曾赴加拿大阿尔伯塔大学癫痫中心访问学习和北京宣武医院神经内科进修学习。从癫痫诊治临床问题出发，她通过研究和学习积累研究基础，产生了系列成果，以第一作者/通讯作者身份在 *Epilepsy Research* 等国际期刊发表 SCI 论文 11 篇，研发了癫痫发作监测可穿戴设备。

平台起支撑

建立公平可及、高效可靠的公共科研平台，是满足医院不同层次实验需求、有效促进基础研究与临床学科真正结合的关键。只有构建起功能齐全、符合医院发展需求和竞争需要的科技创新平台，才能从整体上推进医院的科技创新，促进医院科技创新的健康发展。根据医学科学技术发展的需求，结合医院的实际特点，医院不断进行探索，建立了与医院发展相适应的科研工作平台。

医院创建初期，空间和经费都比较紧张，没有自己的实验平台，研究者开展实验需要到浙大公共技术平台，非常不便，严重制约了医院科研发展。为了解决这个困难，院领导班子决心搭建自己的科研平台。为此，医院专门聘请了浙江大学医学院公共技术平台的方三华主任，于 2018 年 10 月建立了占地约 800 平方米的实验平台。同时，引进了浙江大学公共卫生学院朱心强教授为实验室负责人，魏尔清教授为实验室顾问，招聘专职技术人员 6 名。配备了细胞培养全套设备、

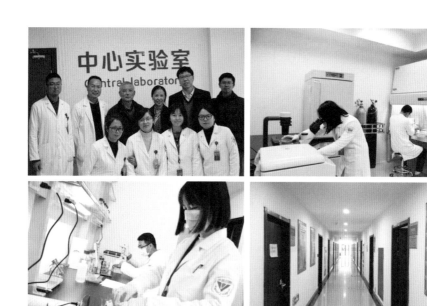

医院早期实验平台

流式细胞仪、荧光定量 PCR 仪、凝胶电泳仪及图像分析系统、化学发光成像分析系统、低温高速离心机、正置荧光显微镜等仪器设备。这些设备，可以支撑医院开展细胞生物学、分子生物学、流式细胞学、线虫研究及简单的动物实验。在那段艰难的日子里，这个平台基本满足了医院科研活动的需要，同时，也为医院的科研工作实现跨越式发展奠定了基础。

生物样本库是临床研究支撑体系的重要组成部分，能为基础和临床研究提供可靠的生物材料及相关数据信息（临床、病理、治疗、随访、知情同意等信息资料），可以促进科研成果的临床应用和转化。医院高度重视生物样本库建设，规划建设了标准规范的生物样本库，建立质量控制、信息管理与应用系统，实行严格的取材、质控、出入库工作流程，样本合格率在 95% 以上；年均收集样本5000 例以上，样本资源种类丰富，样本使用率在 90% 以上；配备样本库自动化管理软件，实现高效信息化管理。

随着医院高质量发展的步伐加快，原有平台已无法满足需要，利用"三院一体"模式引领契机以及在浙江大学和义乌市政府的支持下，于 2020 年 5 月高标准规划建成了建筑面积为 4 万平方米的国际健康医学研究院，同年获批浙江省首批省级新型研发机构，是医院和国际医学院建设的重要科研支撑和转化平台。平

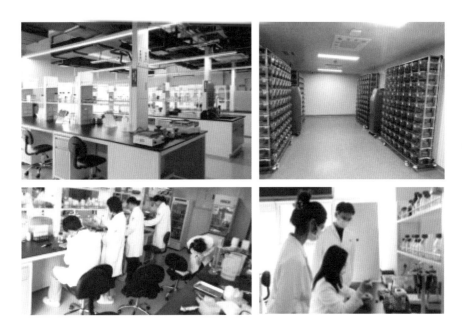

科研支撑和转化平台

台坚持以临床科学问题为导向，开展基础、临床及转化全链条研究，建设了包括饲养规模达 10000 笼的实验动物中心、公共技术平台和生物样本库。公共技术平台于 2022 年 6 月 1 日正式启用，设有蛋白质平台、成像平台、生化平台、流式细胞平台、理化测试平台、测序平台、形态组织平台等高精密设备分析平台，拥有超分辨激光共聚焦、高内涵成像系统、分选式流式细胞能量代谢仪、超高效液相色谱 – 四级杆飞行时间质谱联用仪、500 兆磁共振仪等大型仪器，为医院和国际医学院高质量发展提供了多学科交叉融合的高能级科研支撑平台。

体系来保障

为了发挥医院科技创新的优势，必须不断探索建立适应科技创新要求的科研管理模式及体系。为此，浙大四院不断进行探索，聚焦基础和临床脱节、科研管理体制僵化、资源利用效率低下等普遍问题，明确科研管理"支撑、组织、协调、服务"的定位，把握前瞻性科技政策，以服务临床、科研为中心，减轻科研人员负担，鼓励原始创新，促进学科交叉融合，实现科研资源高效利用，逐步形成了涵盖项目、经费、成果、转化、基地、平台、学科、激励的全流程、全周期、全方位的科研管理体系。

医院对科研项目的申报和立项、实施、科研经费和成果管理进行了系统性的梳理，结合"放管服""最多跑一次"改革要求，建立完善的科研管理制度体系，推进科研管理信息化建设，全面优化科研管理流程，切实减轻科研人员负担，激发科研活力。在项目申报方面，针对医院人才队伍相对年轻、经验不足的实际情况，医院制订项目申报实施方案，对于省部级及以上重点重大项目，提前搭建平台，组建团队，精准动员，精准服务，提前摸底相关团队基础及申报意向。申报通知发布后及时通知重点人群，协助项目申报材料的准备，并根据申报内容，邀请相关专家进行集中辅导和一对一指导。这一措施取得了较好的效果，近两年来，医院的青年人才和新引进的海外人才入职当年获得项目的比例大大增加，从对项目申报过程和标书撰写的不清楚、不了解，逐步成长为经验相对丰富的青年 PI。

项目获批只是第一步，医院创建初期部分科研人员存在重立项、轻结题的问题，导致医院早期项目结题率并不高，为了解决这个问题，医院不断探索，加强项目过程管理，召开项目申报工作推进会、中期检查汇报会等，关注重大项目研究进展，项目的结题率得到很大的提升。同时，为进一步加强临床研究项目规范管理，深刻理解国家政策导向，从而规范开展临床研究，医院出台了《临床研究管理办法》等制度，把各类纵向、横向、研究者发起的临床研究、药物临床试验等科研活动统一纳入管理范围，实行临床研究项目审批立项、过程监督、结题审核制。为了减轻科研人员负担，简化科研经费报销流程，医院不断完善科研经费报销流程，落实项目负责人负责制，实行线上审批报销一步完成。

为了进一步加强基础和临床融合，医院发布《关于加强基础临床融合、推动学科高水平发展的方案》，从政策层面引导专职研究员，以解决临床问题为导向，召开基础人员和临床人员对接交流会，加强特聘研究员与临床学科对接，指导培养青年人才，鼓励基础和临床融合。通过对接交流会，临床人员和基础人员专业互补，开拓思路，许多科研难题得到解决。

医院制定了《科学技术奖励办法》，突出对大项目、大成果、大平台的激励，鼓励发表高质量、高影响力的原创性论文。建设高能级平台，申报面向国家重大战略和地方重大需求的大项目。鼓励成果转化，引领大健康产业发展，激发科研人员原始创新能力和关键领域核心技术攻关能力。

为强化科技治理，弘扬科学家精神，营造风清气正的学术环境，医院制定了《学术诚信行为规范及管理办法》，加强学术委员会建设，提升处理学术诚信问题的能力。加强宣传培训，将科研诚信教育纳入医学科研人员职业培训和教育体

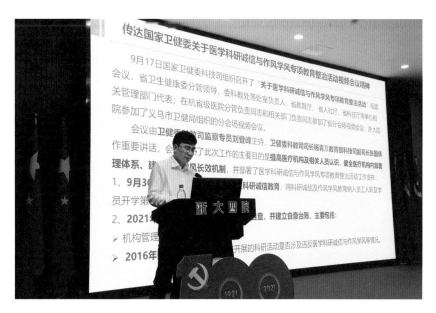

时任院党委书记徐键组织全体中层干部学习国家卫健委科研诚信文件精神

系，把握入学入职、职称晋升、项目申报等重要节点进行科研诚信提醒。对各类项目从申报、启动、实施到结题等各个环节进行监督管理，针对早期发现的部分已发表论文伦理审批不全的问题，医院规定对论文发表的伦理审查关口前移，要求论文所依托的关于涉及临床研究的研究项目需在项目启动前进行伦理审查，相关实验数据按要求规范存档，严格落实科研诚信和学术规范。

国家基金是抓手

国家自然科学基金是目前国内认可度比较高的公平、可及的国家科技计划资助项目，是衡量一个单位基础研究和原始创新能力的重要标尺，对医院的学科建设、人才培养以及核心竞争力培育等方面都具有重要意义。医院建立伊始，医院的管理者就十分重视国家自然科学基金申报项目的培育，特别是加强青年人才的培养。

2016年，国家自然科学基金申请项目评审结果通知发布之后，浙大四院迎来了一个值得欢欣鼓舞的消息。彼时的浙大四院，建院才不到两年时间，但是在那一年的评审结果中浙大四院两个项目成功立项，其中，心血管内科年轻的博士冯超申报的课题"载钆红细胞的制备及其作为心脏磁共振造影剂的应用探索"，获

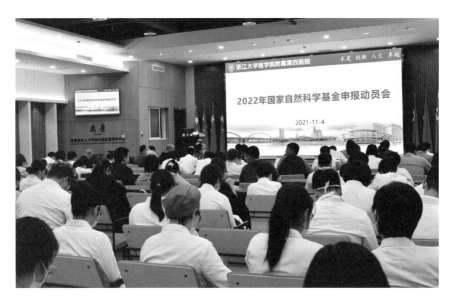

医院每年定期组织召开国家自然科学基金项目申报动员会

得国家自然科学基金青年基金立项，资助经费 17.5 万元。

这是医院首次获得国家自然科学基金项目立项，实现了医院国家级项目零的突破。国家自然科学基金以其学术水平高、评审公平公正、支持创新及自由探索而受到广泛赞誉，这次申请项目的成功立项进一步激励了医院科研工作者开展高水平科学研究，对浙大四院学科建设和科研水平的提高注入了一支"强心剂"。

随着"三院一体"发展模式的确立，以及国际健康医学研究院科研支撑和转化平台的搭建，医院引进了一批专业领域内的科研人才，以推动医院科研水平的提升。在此基础上，医院提出了"应报尽报，应中尽中"原则，要求各部门相互配合，从细处着手，早谋划、早动员、早准备，制订详细工作方案，做好申报辅导及服务工作。

医院有三类人是国家自然科学基金申报的关键人群，并对这三类人提出明确要求：一是科主任，科主任是基金申报工作的第一负责人，要发挥带头作用，充分利用学校和医院的资源，组织科室重点人群申报。二是专职科研人员，要发挥主力作用，积极与临床科室对接，在做好个人申报工作的基础上，有责任辅导临床医生完成标书书写工作。三是年轻的博士，要发挥主观能动性，凝练工作基础，积极开展预实验，完成高质量的标书。

医院专门邀请了国家自然科学基金项目的资深专家们，从更加专业的角度，为申报者们进行讲解：一本高质量的申请书，才能更好地说服评审专家。在申请书的构思和写作上，专家们从实际案例出发，提出基金构思时要重点体现研究创新性和过程的规范性，突出申请书的亮点，并合理规避弱点；课题设计要做到"大题小做"，聚焦做细，研究内容要"小题大做"，聚焦做深；写作时要高度重视标题、摘要、路线图，注意避免引用学术评价不高的期刊作为工作基础或者参考文献。

自斯坦福大学引进的青年研究人员唐龙光对医院组织的基金申报培训深有感触："在国外的时候，可能专注于科研工作，对撰写相关的课题本子并没有太多的认识，回国之后写的课题自己看起来好像还可以，却很难过评审专家那一关。第一年，我遭遇了滑铁卢，申报项目没有通过，正如很多辅导专家提出的意见，创意和基础都不错，但申报书需要打磨。"

其实这并不是个案，也是许多专职研究员乃至基金申报者们面临的共性问题，如同一枚齿轮嵌入巨大的机器中，需要磨合与适应。为了帮助这些年轻的基金申报者们解决这类问题，浙大四院在最初就十分注重关于国家自然科学基金申报的培训工作，并且要求申报者从认真解读指南、做好计划安排、理顺科研思路、凝练科学问题、完善工作基础、掌握写作技巧六个方面着手去申报基金。

第二年，唐龙光汲取专家评审意见，提早谋划，认真准备，完整地经历了辅导老师一轮又一轮的"挑刺"，想起这段经历，唐龙光说："其实医院邀请的专家们，对于课题打磨的强度是非常高的，基本上每周会给出修改意见，然后自己根据这些修改意见进行修改，如此循环。这样一套流程下来，对我的帮助是巨大的，如今撰写课题，我开始能从一个评委的视角去解读自己的课题，一目了然地进行谋篇布局。"说到这些时，唐龙光感觉自己同这座医院、这个城市水乳交融，他也得到了他期盼的好消息。

这些年来，在基金申报体系和文化的熏陶下，医院在国家自然科学基金的申报成果上也取得了突破性进展。2023 年医院国家自然科学基金立项 22 项，包括国家自然科学基金区域创新联合基金重点项目 1 项。

多措并举下，基金文化在浙大四院越来越浓厚，吹响了科学研究的集结号。在权责更加清晰、基金申报体系更加完善的今天，高耸入云的国际健康医学研究院势必也会在浓厚的科研氛围下高效运转起来。

创新引领，科研从临床问题出发

医院到底需要什么样的科研创新？时任浙江大学校长吴朝晖院士为浙大四院指明了方向，"打造国家战略科技力量，需要不断加强人才队伍建设、新专科建设、临床研究和创新发展"。医院科研应以带动学科发展为目的，与临床需求相结合。浙大四院把握未来技术发展趋势，聚焦学科发展前沿，科研与临床紧密结合，促进基础与临床融合，促进学科交叉会聚，开展重点技术攻关，开展高质量临床试验，为成为区域内的临床医学中心、引领行业发展的创新研究型医院持续努力。

基础与临床融合

科研是推动医学发展的动力源泉，但科研不是目的，而是手段，最终还是要落脚到为临床服务上来。离开了落脚点，科研工作就会成为无源之水、无本之木，从而失去目标和意义。所以，开展任何课题研究必须紧跟临床，坚持从临床中来到临床中去的科研工作路径。在建设研究型医院的过程中，医院清醒地认识到，在科研工作中必须树立课题紧跟临床的观念，把解决临床重大问题作为科研工作的出发点，才能确保科技创新的正确方向，不断提高临床诊疗水平，推动学科发展。

浙大四院呼吸医学中心是集医、教、研为一体的综合性诊疗中心，通过创新学科架构和管理，在全国率先探索设立以学科带头人为中心、临床和学术双主任制管理体系，由王凯教授担任学科带头人，陈炜钰研究员担任首任学术主任，基础研究人员深入临床理解临床所需所想，全链条设计开展研究、转化和应用，实现基础与临床融合。以临床需求为导向，设立研究型病房、呼吸危重症监护治疗病房（RICU）、数字化呼吸介入手术室、CT室等进行一体化管理。中心引进了陈炜钰、徐志勇、许云等优秀的青年专职科研人员，组建了肺癌精准诊疗基础和临床研究团队，针对肺癌发病和耐药机制不明、治疗策略不佳等临床关键难点，开展前沿探

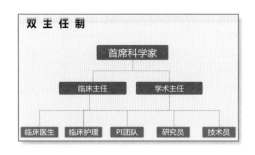

在全国率先探索设立以学科带头人为中心的临床和学术双主任制管理体制

索，获得一系列原创性成果。团队荣获浙江省科学技术进步奖一等奖，主持国家新药创制重大课题2项、国家重点研发课题2项、国家自然科学基金项目7项；近五年以通讯作者在 J Clin Invest、STTT、Cancer Communications 等高水平杂志发表论文近30篇；作为中国肺癌诊疗指南制定专家组成员，制定《中国间变性淋巴瘤激酶（ALK）阳性非小细胞肺癌诊疗指南》《中华医学会肺癌临床诊疗指南（2019版）》《晚期非小细胞肺癌抗血管生成药物治疗中国呼吸领域专家共识（2016版）》《肺结节诊治中国专家共识（2018版）》等肺癌诊疗指南和共识。

国内知名生殖医学专家徐键教授培养了一批又一批的优秀学生，他常常挂在嘴边的一句话是"在科研的道路上，要创新，要有想法，才能走得更远"。徐键教授认为，医生做科研应该从临床出发，将临床问题与学科专业知识融会贯通。作为医学科学家，他不忘初心，矢志不渝地以患者为中心，以科技创新为力量，持续提高临床诊治水平，推动生殖医学跨越式发展。目前，生殖医学方向形成了由黄荷凤院士牵头的两大基础和临床研究团队，分别是黄荷凤院士团队的发育源性疾病研究方向、徐键教授团队的生育力保护与保存技术研究方向。团队目前承担国家重点研发计划、国家自然科学基金等课题20项，在生育力保护和保存方面，徐键团队在全国首创了经子宫肌层穿刺胚胎移植，为部分生殖道畸形女性提供了迄今唯一的生殖解决途径；率先开展卵巢组织异种移植研究，在该研究方向获批四个国家专利，为保留生育功能提供科学依据与应用前景；针对我国大量人工流产导致的宫腔粘连，研发了防粘连装置并获得了国家专利。

正是通过大力开展临床科研工作，浙大四院进一步巩固了传统优势学科的临床诊治和学术领先地位，培育形成了一批新的特色和优势学科。

神经内科赵国华主任起了很好的表率作用，他带领的团队针对神经系统遗传

病的致死率、致残率高，以及导致患者家庭负担较重的特性，通过收集临床样本、基因诊断，开展神经遗传病的诊断新技术和应用研究，为患者带去最前沿的诊疗手段和方法。神经内科形成了良好的学习和研究氛围，定期召开组会，凝练科学问题，培养了方嘉佳、傅晶晶等几位青年骨干人才。他们都承担了省部级以上的课题，成长为医院的中坚力量，并成功申请为浙江大学的研究生导师。

骨科高度重视基础与临床融合，临床医师同专职研究员之间的互动非常频繁，医院引进的哈佛大学博士后魏威研究员扎根骨科，从骨科的临床问题出发，充分利用骨科的临床样本和资源，开展高水平研究，而临床医师则能从研究员那里得到更加系统化、科学化的理论指导，从而彼此促进，相互提高，形成了蓬勃向上的学科发展氛围。

学科交叉会聚

现代医学早已突破了生物医学的范畴，智慧医疗、人工智能发展迅速，新技术、新设备不断涌现，通过多学科交叉融合促进医学创新发展已成为趋势。《国务院办公厅关于加快医学教育创新发展的指导意见》明确提出，鼓励"建立'医学+X'多学科交叉融合平台和机制"，"强力推进医科与多学科深度交叉融合"。因此，以多学科交叉融合促进医学学科创新发展迎来了千载难逢的历史机遇期。

浙大四院在科技创新中牢牢把握以临床需求为目标，以科研联合攻关为牵引，充分发挥浙江大学多学科交叉优势，早在建院初期，已和浙江大学生仪学院等形成了良好的合作关系，开展医工信交叉研究。周庆利团队和生仪学院段会龙团队合作开展了"疾病表型数据标准化技术体系建设"研究。心内科夏淑东团队和浙江大学人工智能团队合作开展了"基于深度学习网络的负荷超声心动态图辅助诊断系统研究"。放射科肖文波团队与生仪学院郑音飞团队联合申报并成功获批了国家重点研发计划数字诊疗装备研发专项——新型穿颅超声脑成像系统及设备研发项目，项目总经费884万元。该项目解决颅骨对超声的衰减和畸变效应，突破颅脑形态和声学参数的三维声场建模、与人体颅骨相匹配的声学材料、收发一体式的环能器、平面波造影颅内血流及组织成像等关键技术，完成新型穿颅超声脑成像系统样机，实现颅脑超声系统成像的前沿技术突破。

随着"三院一体"发展模式进一步夯实，浙大四院进一步明确了以生殖医学、肿瘤医学、再生与衰老医学、遗传医学、代谢医学、RNA医学六大学科发展方向，培育和建设一批具有国际竞争力的创新学科、研究团队和研究中心，加强以基础医学、生命科学等为代表的基础学科和临床学科的融合，医学与工信学科的交叉，在前沿和交叉学科领域持续发力，实现临床转化，造福人民群众。

人类基因组图谱的最新版本 GRCh38 虽于 2013 年发布，但仍缺少约 5% ～ 10% 的基因组序列。建立人类疾病的完整基因组图谱对于全面解开生命奥秘、阐明疾病发生机制和开发新的治疗方法均具有重要的理论和应用价值。三代测序技术的出现，特别是 PacBio 的 HiFi reads 技术，使得测定生物完整基因组成为可能。肿瘤是由于基因组发生多种突变而引起的。肿瘤细胞的基因组常见缺失、插入、重复、倒位、倒置、基因重排等多种结构变异模式，这些变异会引起基因拷贝数改变、基因融合等复杂的基因组变化。三代长读长测序技术则能全面准确地表征肿瘤基因组的各种结构变异，而肿瘤中的基因结构变异往往是多种靶向药物的作用靶点，准确检测这些变异对于制订个体化靶向治疗方案至关重要。据此，由周天华教授牵头，与王凯、徐键、应颂敏、胡振华、林爱福、张国捷等多位教授共同开展了"肿瘤完整基因组图谱计划"研究，将利用最新测序技术，开展中国人群消化系统、呼吸系统及生殖系统肿瘤完整基因组图谱研究，建立新测序技术在大规模肿瘤诊断及治疗中应用的流程和标准，构建更加精准和全面的中国人群肿瘤突变及进化谱系，为开展后续相关研究提供重要数据支撑。

随着 mRNA 新冠疫苗（三大类疫苗之一）的成功开发以及在新冠病毒传播和防疫中发挥重要作用，同时多种基于 RNA 的新型药物的获批，RNA 药物已跃居药物研究前沿，有望成为继小分子药物、抗体药物之后现代新药的第三次开发浪潮。浙大四院面向世界科技前沿与人民生命健康，高水平规划，高起点建设，建立了以 RNA 医学为中心的多学科交叉研究平台，打造具有浙江大学特色的国际化 RNA 学科体系，组建了首席科学家周天华教授、国家杰青林爱福教授、罗切斯特大学医学院 RNA 研究中心李鑫教授以及多名青年 PI 组成的高水平研究团队，开展三大方向研究：RNA 生物医学研究与诊疗靶点开发、RNA 体内递送生物技术开发和 RNA 化学修饰及结构生物学。RNA 医学中心的核心任务是通过多学科交叉的手段，挖掘具有临床研究价值的 RNA 分子，阐明其在细胞稳态调控与恶性疾病发生发展过程中的关键作用，依托浙江大学产学研一体的转化平台，将有关成果转化为临床预测、诊断、干预和治疗的有效手段，助力人类健康研究。

开展高水平临床试验

创新药研发和国产大型医疗设备是医学领域的"卡脖子"核心技术，中国医学发展大会"三个95%"再次被提及，集中力量开展创新药物、高端医学装备等的研发成为全面突破的必然选择，而临床试验是其中的重要环节。临床试验是为证实或揭示试验药物或医疗器械的作用，不良反应及/或试验药物的吸收、分布、代谢和排泄的临床研究，大部分遵循RCT规则设计，药物和医疗器械的最基本属性（有效性及安全性）最终都需要临床试验来验证。据统计，国外开发一个一类新药从基础研究到产品上市，一般需要10年以上的时间，花费10亿美元以上费用，而所需的费用及时间70%以上是花在临床研究上。

2017年，为促进药品医疗器械产业机构调整和技术创新，中共中央办公厅、国务院办公厅发布了《关于深化审评审批制度改革 鼓励药品医疗器械创新的意见》，明确了临床试验机构资格认定实行备案管理，支持临床试验机构和人员开展临床试验。2018年，医疗器械临床试验备案制落地。2019年，药物临床试验备案制落地。浙大四院紧抓发展机遇，协调整合资源，同年成立药物临床试验机构，目前已实现呼吸、妇产、生殖、皮肤、血液、肿瘤等15个专业领域的覆盖。2023年，承接临床试验项目25项，新增合同经费突破千万元。

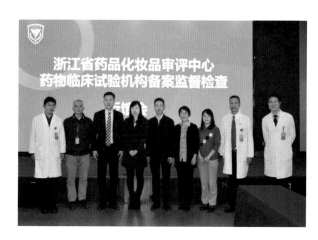

2020年11月，通过药物临床试验机构首次备案监督检查

呼吸病学是医院最早进行备案的学科，王凯教授组建了高水平的专业团队，建设了高规格的临床试验病房，以其主持承担的国家新药创制科技重大专项"新一代靶向肺癌药物迈华替尼的Ⅱ／Ⅲ期临床研究"为基础，牵头开展了国内多中心"迈华替尼对比吉非替尼一线治疗EGFR敏感突变的晚期非鳞非小细胞肺癌的随机、平行对照、双盲双模拟、多中心的Ⅲ期临床试验"项目。迈华替尼是针对第一代EGFR抑制剂吉非替尼等产生耐药性这一高度未满足的临床需求而立项进行的研发药物，是由我国自主研发的新型不可逆靶点EGFR强效抑制剂。Ⅰa期临床试验结果表明迈华替尼的C_{max}和AUC与剂量呈线性关系，受试者连续服用迈华替尼片6个月以上的安

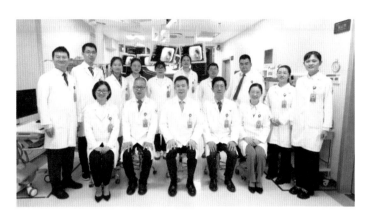

王凯教授研究团队

全性和耐受性良好。Ib 期一线和 II 期一线临床试验结果显示，迈华替尼一线治疗 EGFR（Ex19del，L858R）突变的晚期非小细胞肺癌患者，客观缓解率（ORR）为 84.9%（90/106），疾病控制率（DCR）为 97.17%（103/106），中位无进展生存期（mPFS）为 15.4 个月，中位总生存期（OS）为 31.6 个月，远超吉非替尼和同类药物已报道的临床研究数据，极大地提高了 EGFR 突变的晚期非小细胞肺癌患者无进展生存时间和生活质量。迈华替尼的突破让肺癌患者有机会接触到最新的治疗药物和治疗方法的同时，促进了医学领域技术和手段的创新和迭代，为改善目前发病率和死亡率占中国恶性肿瘤首位的肺癌患者预后进行了有益探索。

在妇产科学领域，研究人员在国产医疗设备研发领域持续发力，徐键教授团队承担了国家重点研发计划安科国产移动 CT 的研发任务，牵头国内多中心的"ANATOM N300 移动式三维 X 射线机临床试验"项目，有望为移动 CT 实现国产替代提供助力。徐键教授团队的另一项实用新型专利"可吸收子宫宫腔防粘连隔膜"亦已完成临床验证，造福数以百万计的子宫宫腔粘连患者指日可待。

一项临床试验承载着多方的期待，药品监督管理局、申办方、研究机构、CRO、SMO，包括医学专家、统计学专家、各研究机构工作人员和研究人员、CRA、CRC……这是一份沉甸甸的责任，医院始终坚持以质量为先，不断提高临床试验管理水平，实行试验项目全过程管理，保证过程规范、结果科学可靠。通过临床试验项目的开展，提升了医院科研水平，促进了医院合理用药，培养了研究人员严谨的工作作风，增强了研究人员的临床研究能力，为医院开展循证医学研究提供了思路。临床试验成为医院打造从基础到临床，再到转化全链条科技创新体系的重要一环。

小 结

　　浙大四院的科学研究从无到有，从弱到强，一步步走来，凝聚了浙江大学的关心指导，地方政府的大力支持，历任领导班子和专家教授的心血与智慧。在"三院一体"发展模式下，医院科学研究体制机制不断创新、人才队伍持续扩大、平台建设日益完善、保障机制更加有力。在短短几年内取得了一系列标志性成果，获得浙江省科学技术进步奖一等奖、全省肺癌精准诊疗重点实验室、浙江–丹麦再生与衰老医学联合实验室、国家生物药技术创新中心、"一带一路"国际合作基地、国家自然科学基金重大研究计划项目集成项目、区域创新发展联合基金重点支持项目、杰出青年科学基金项目、国家重点研发计划、科技创新2030—"脑科学与类脑研究"重大课题等，首次以第一单位在 *Nature*、*Science* 发表原创性成果，科研工作取得了显著成效。在此基础上，医院将继续坚持面向世界科技前沿、面向经济主战场、面向国家重大需求、面向人民生命健康，心怀国之大者，瞄准国际前沿，坚持临床出发，争取为人类生命健康做出更大的贡献。

8

——医院管理『强创新』

云程发轫，精益求精

"创新要从点滴小事做起。"这是现代管理学之父彼得·德鲁克的一句名言。在要求创新的时代，创新并不一定意味着大的变革，乔布斯曾说："微小的创新能改变世界。"同样，对于一家新建医院而言，微小的创新同样可以改变医院，这与医院特殊的发展规律不谋而合：医院管理创新应当慎之又慎，不能一味地大刀阔斧、一蹴而就。因此，引入"微创新"这一精细化管理理念势在必行。

　　坚持"微创新"理念，更好地满足患者的多样化需求。医院是为患者提供服务的机构，患者的需求决定医院创新的方向。医院坚持的"微创新"理念，体现在对现有医疗服务领域的末端延伸上，形成了医院基础建设"最后500米"、服务流程"一站式"等一系列革命性创新成果。

　　运用"微创新"方式，更好地推动医院各科室的高标准发展。医院坚持问题导向，运用"微创新"方式对重点科室进行点对点改造，对手术室的一系列精细管理进行升级，切实提高手术患者手术效率、医疗质量安全，为医院外科的发展铺平道路。

　　释放"微创新"能量，更好地践行医院的发展理念。坚持党"全心全意为人民服务"的根本宗旨，顺应时代发展的潮流，立足患者需求，扎根于基层医疗服务这一伟大实践，抓住机遇，对医院行政职能部门、临床科室进行转型升级，让"微创新"的果实惠及全院。

　　求是创新，是医院顺应时代发展的必由之路，它没有终点，只有征途。在医疗改革不断深入的形势下，大力推动"微创新"，掀起"微创新"热潮，对医院的可持续发展意义深远。年轻的浙大四院在高速发展的历程中，秉持着直面问题、不怕问题、分析问题、解决问题的态度方法，收获了一条又一条实实在在的医院管理经验。

党建引领，打造高质量管理体系

按照新时代党的建设总要求，院党委坚持以习近平新时代中国特色社会主义思想为指导，以党建引领医院事业发展，心怀"国之大者"，服务国家战略，奋力"走在前列"，充分发挥党组织把方向、管大局、做决策、促改革、保落实的作用，不断加强党的领导和建设，不断完善医院治理体系、提升治理能力，为高质量加速度建设世界一流国际医学中心提供坚实的组织保障和政治保障。

顶层设计：党建引领"三院一体"发展新模式

秉持为国家新医改探路，为区域经济社会发展助力，为民生事业发展破解难题的初心，浙大四院于 2014 年 10 月开业运行。短短十年，医院矢志将优质医疗资源下沉县域，以"高起点、高质量、高水平"实现跨越式发展。基于浙大四院的建设发展，浙江大学与义乌市深化合作，共建浙江大学"一带一路"国际医学院。2020 年 5 月，作为国际医学院的科研支撑平台的浙江大学国际健康医学研究院成立；同年 12 月，教育部批复同意建设浙江大学"一带一路"国际医学院，并由浙大四院承担建设国际医学院和国际健康医学研究院的国家战略重任。

2022 年 1 月，浙江大学成立浙江大学医学院附属第四医院和"一带一路"国际医学院（筹）党委领导班子，探索医教研深度融合"三院一体"新模式。这是浙江大学为深入实施"健康中国"战略，服务"一带一路"倡议，在校市合作基础上，在大胆创新医院和医学院管理范式布局下，率先探索医院办医学院的全新机制，即依托浙大四院建设"一带一路"国际医学院和国际健康医学研究院，"三院"相对独立又一体发展，建立一个党委统一领导、两个行政主体相对独立的运行体系。

在"三院一体"的发展模式下，医院和国际医学院实行行政职能分设，党委职能融合；研究院与国际医学院行政合署，是国际医学院的研究板块和支撑平台。医院作为医疗主体和临床教学主体，为国际医学院提供人财物保障、临床教学基地和临床师资输送，为研究院提供临床研究问题、生物样本和临床病例等；国际医学院作为国际化教学主体，为医院输送医学人才、国际医学生培养和医疗国际化输出，为研究院提供研究生培养和教学实践基地；研究院作为研究平台，为国际医学院输送科研人才，提供基础研究平台，为医院提供临床研究平台和转化研究支持。

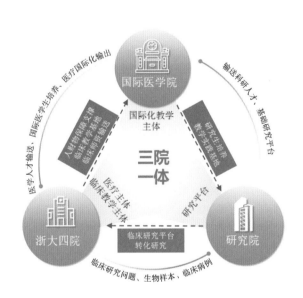

"三院一体"医教研融合发展模式

作为全国唯一落户县域的著名大学直属附属医院，浙大四院着力高质量打造一流国际医学中心。借力医院办医学院的新范式，对于加强人才队伍建设和学科建设具有极大推动作用。从打造特色学科、专科优势做起，浙大四院已初步形成了生殖医学中心、肺癌中心、心脏中心、创伤中心、骨科中心、外科中心、脑科中心等多个特色学科，以其专业领域内领先的技术和诊疗水平，吸引了广大基层患者前来就诊，医院声誉和影响力快速提升。国际医学院扎根"一带一路"支点城市义乌，以国际化和新医科为办学特色，与浙江大学医学院形成差异化、互补性发展，旨在打造国际化、高水平、研究型特色鲜明的高等医学教育机构，为"一带一路"沿线国家发展高等教育与健康产业提供服务，培育一流医学科学家和健康行业领导者，培养高水平医学人才。2023 年，"一带一路"倡议提出十周年之际，国际医学院校园启用并顺利开展 MBBS 项目（来华留学临床医学本科教育），首次招收来自泰国、伊朗、斯里兰卡、印度、加拿大、日本、韩国、赞比亚、伊拉克等 31 个国家的 101 名国际学生。

全新的发展模式没有经验可以借鉴，既是一个重大挑战，也是一个重大发展机遇。医教研协同发力，医院和国际医学院各项事业取得了跨越式发展，医疗服务综合实力快速提升，社会影响力不断扩大。依托浙江大学品牌效应及地方政策支持，一流人才生态和医学人才培养主阵地加速夯实，科学研究和平台建设持续释放科技攻关原动力。

上下联动：高效运行的协同机制

如果说党委会和院长办公会好比医院议事决策的"大脑中枢"，那么中枢信号的传递和执行需要畅通的组织载体，才能做到信息传达及时、协作同心、执行有力。浙大四院着重从三大会议机制入手，打造高效运行的协同机制。

信息如何从领导决策层全面准确及时地传递到广大职工，中层干部起了至关重要的作用，中层是医院承上启下、承前启后、承点起面的管理主体力量，因此，抓好中层干部大会至关重要。首先，是固定时间召开。考虑到党委会和院长办公会固定每周一召开，因此院周会也固定在这一天，一方面可以第一时间传达党委会和院长办公会的工作部署，另一方面有利于全体中层干部预留参会时间。其次，会议内容和组织。会前各部门上报院周会议题并提交相关材料，党政办专人审核并统筹安排，会后形成纪要并发布。最后，是考核和监督。该项工作由党政办负责，主要考核参会率，监督会议传达情况并纳入干部考核。

医院行政职能部门作为医院管理的重要机构，其工作效能高低直接影响着医院内部的运转。构建良好的协同机制就像打造一个个紧密相契的齿轮，能发挥出推动医院发展的巨大动力。经过不断摸索实践，医院逐步建立起适应发展需要的重点工作会议机制。

重点工作会议由院长主持，每周固定时间召开。会议核心内容围绕医院重点工作展开，包括一周业务分析，财务分析，均费、药占比等重点指标分析，重点建设工程推进及其他重要事项讨论。重点工作会议机制的建立，使得职能部门之间保持紧密的联动，多部门协同更为有力，重点工作推进有了抓手，成效显著。

医院发展最终靠的是全体员工的共同努力，而科室大会和科务会机制便成为重要信息和工作部署传导的"最后一公里"。科务会由党支部书记主持召开，科室正副主任、护士长和支委参加，是科室最高决策机构。科室重要事项需经科务会讨论决策，如引进人才、设备和新技术，科内薪酬绩效分配，员工考核，评优评先等，是党支部参与科室重要事项讨论的重要举措，也是党业融合的重要载体，推动了科室决策民主化、科学化。科室大会由科主任召集，全体科室成员参加，传达院周会精神和医院重点工作，并部署科室工作。

管理是有工具的，也是有理论可遵循的，但管理从来没有捷径。打造高效的协同机制，靠的是一步一个脚印的实干，靠的是"人盯人"的坚持，靠的是群策群力的协同，机制的健全使得这些努力有了顺畅运作的平台，更有利于工作抓铁有痕地开展。

党业融合：雏形初现的党建品牌

在中央和国家机关党的建设工作会议上，习近平总书记强调指出，要处理好党建和业务的关系，坚持党建工作和业务工作一起谋划、一起部署、一起落实、一起检查。浙大四院党建工作以突显政治建设为根本，以强化党委领导作用为核心，找准党建与业务工作的契合点，通过"项目培育，文化融合，学科共促"为内涵的党建项目创建，将党建项目的品牌效应转化为加强医院文化建设和推动医院高质量发展的"红色引擎"。

塑造文化共融品牌。结合医院建设发展初期亟须文化引导和干预的需要，院党委牵头打造了"品质立院　文化铸魂"品牌，在这一重点项目基础上，党支部结合工作实际开展子项目，如行政党支部"家文化·心入门"项目、重症医学科党支部"让生命不再孤单"项目、妇产科党支部"人文产房"项目等，进一步加强了来自五湖四海员工的使命感和责任感。医院荣获中国医师协会"人文爱心医院"、中国生命关怀协会人文专业委员会"中国人文品牌医院"等荣誉称号，妇产科党支部荣获全国公立医院临床科室标杆党支部荣誉称号，重症医学科党支部荣获浙江省清廉建设突出单位荣誉。

打造公益服务品牌。院党委连续打造"走基层·送健康""我为乡亲来跑腿""先锋送健康　浙四护万家"等一脉相承的党建公益项目，尤其是2021年初，门诊部在前期实践基础上对项目进行再升级，形成了130余名专家组成的250余个健康宣教主题数据库，各村镇、单位可通过公众号平台预约，医院根据对方需求定制服务。该项目受到了群众的热烈响应，截至2023年已累计开展近400场。

创建学科共建品牌。为推动数字医疗改革和医工信融合，提升智慧医院建设水平，行政党支部和临床党支部结合学科发展实际，打造了浙江省内首家"移动数字医院"项目，以移动CT车为载体，利用5G和人工智能技术，开展肺结节、甲状腺结节、乳腺结节、前列腺癌等特色筛查，目前已累计服务3万余人，筛查出需随访肺结节患者10000余人，高危肺结节患者1000余人。该项目的开展为医院肺结节诊疗中心建设与发展奠定了坚实基础，入选工业和信息化部与国家卫生健康委5G应用试点项目、CHIMA全国医院新兴技术创新应用典型案例和全国卫生健康信息化十佳优秀案例。

党建项目品牌化建设是加强医院文化建设的有效抓手，是提升医院品牌影响力的有效途径，是加快学科交叉融合的有效平台，能够更好地发挥党委领导下院长负责制在公立医院发展中把方向、管大局、做决策、促改革、保落实的领导核心作用，能充分发挥党建在医院文化建设、学科共建、业务共促中的引领作用，形成医院持续健康发展的强大内生动力。

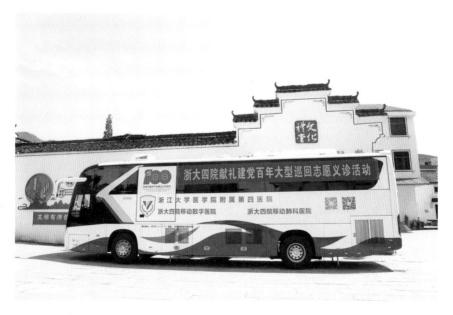

5G移动数字医院健康送万家活动

大刀阔斧的"门面改造"

改善医疗服务，提升患者满意度。不断落实"最多跑一次"政策，是医院永恒的议题。为此，医院不断加强基本建设，持续提升支持保障能力，不断推进流程再造和机制创新，持续改善就医体验。然而，在这个庞大的改造工程中，第一步要改哪里？答案不言而喻，从患者对医院的最初印象——门诊开始。从预约、取号、就诊、检查，除了住院手术，门诊几乎囊括了寻常患者对医院的所有认识。因此，新建医院提高患者满意度的第一步就是根据患者至上的原则，进行门诊优化改造，让门诊变成医院的"门面担当"。

环岛式门诊综合服务中心，培养多能型人才

2019 年，浙大四院将门诊服务中心的改造提上工作日程。门诊服务中心从原来十平方米的小空间里释放了出来，被安置在门诊大厅最为开阔的地方，将其建设成一个开放的、环岛式的门诊综合服务中心，并配以醒目的蓝色标识，让人对它的职能和岗位一目了然。

除了外观上的升级，门诊综合服务中心更是在内涵建设上下了一番苦功。一方面是功能集成，门诊综合服务平台在原有的医保咨询、慢特病办理、转院办理、病案复印等内容上，新增了内镜预约、放射预约、超声预约、医技综合退费、初诊建档等功能；另一方面是优化流程，将原先的病历复印专用章、医疗诊断证明书专用章、医保专用章等整合成医疗业务专用章，真正落实"一章管理"的要求。

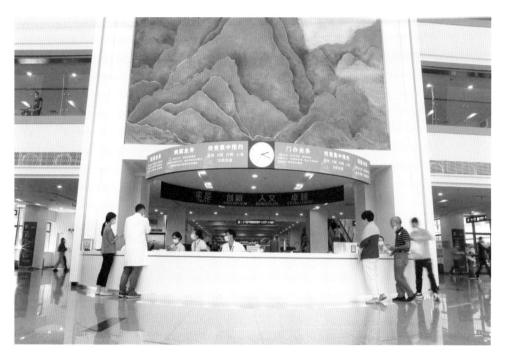

门诊综合服务中心

经过这一系列的改造，医院的门诊综合服务中心成为了一站式集成服务平台，最大程度地减少了群众跑腿次数。

硬件跟上了，软件跟不上也不行。除了要持续优化完善门诊服务中心的服务流程，医院对门诊综合服务中心医务工作者的要求也在不断提高。于是，医院诞生出门诊综合服务中心工作人员的全新发展方向——"一岗多能"的综合型人才。

为实现"一岗多能"，医院打通内部流程，在各岗位人员之间加强医疗、医保、病案等相关政策的通识性培训，确保患者到任何一个岗位即可处理各项事务，无须再重复排队。通过加强学习培训，"一岗多能"的门诊综合服务中心工作人员的工作效率得到极大提升。以 2023 年为例，门诊综合服务中心共办理诊断证明书审核 20020 例、慢特病审批 6153 人次、转外就医 539 人次、外伤审 2013 人次、病历复印 18841 人次，同时日均接待问题咨询 400 余人次。

门诊既是医院对外的"门面"，也是医院服务展示的"舞台"。让患者享受到全方位、一站式的高质高效服务，既要优化门诊功能流程，也要注重人员技能培训，只有这样，医院的门诊才能在改造后呈现崭新面貌。

一站式服务，让患者少等待

看病不用排队，检查也要做到减少排队时间。医院门诊办公室组织放射科、超声科、内镜中心等部门商议，在门诊综合服务中心提供一站式检查检验预约服务。患者看诊开单后，只要拿着检查单到门诊综合服务中心，就能一站式预约多项检查检验，缓解科室前台预约压力的同时，让患者少跑路。

预约流程简化后，医院为减少预约时长，还协调各大检查检验科室，从科室布局、工作流程等角度，追本溯源，查找导致预约等候时间过长的根本原因，并逐一优化攻克，彻底实现缩短患者预约等候时长。

以内镜中心为例，2019 年，医院先从空间着手，对内镜中心的布局进行了优化，不仅实现了患者、医护人员、内镜三条动线独立分开的院感要求，还在原有基础上，增添包括无痛手术间在内的 2 个检查间、复苏室，并将手术后观察的床位增添至 9 张，便于内镜中心开展无痛胃肠镜等检查，实现空间的最大化利用。此外，医院要求内镜中心每年制定年度检查目标。内镜中心按此制定每天检查量，使工作安排更为清晰，人员排班更加合理，实现内镜中心医务人员工作效率最大化。

如今，进行检查的患者完成就诊开单，既可直接到门诊综合服务中心进行预约，还可分时段选择预约时间。内镜中心的患者预约等候时长也由之前的 3 ～ 4

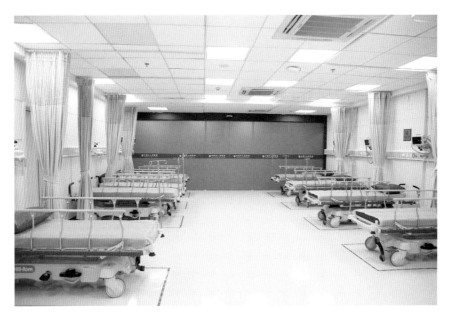

内镜中心

个工作日缩短为 1～2 个工作日。内镜中心的一周业务量从 2020 年的 860 左右，上升到 2023 年的 1200。内镜中心在没有增加人员的情况下，还能超额完成目标，很大程度上得益于对检查流程的优化。

除了内镜中心，现在浙大四院超声、CT、MR 等皆将预约等候时长缩短到了 1～2 天内，进一步提高了患者就医的满意度和医务人员的工作效率，医院的流程优化真正落到了实处。

以疾病系统为中心的门诊区域布局调整

改造初期，浙大四院所制订的方案，针对的正是患者的"痛点"——就医不便。在浙大四院创立之初，门诊各科室的布局情况，主要依据开设时间先后而定。随着医院的快速发展，因门诊区域布局不理想，患者跑上跑下，转诊就诊不便的情况就越来越明显。为了给患者提供更优质的就医服务，调整门诊区域布局成为必然之举。然而，医院要以什么为依据建设科学合理的门诊区域布局呢？

医院在学习参考优秀医院的经验基础上，结合自身实际，给出了浙大四院的解答：在门诊区域楼层功能布局设计中，采取疾病系统相关诊区就近分布，相关检查就近开设，打造一套科学、合理的门诊区域布局。

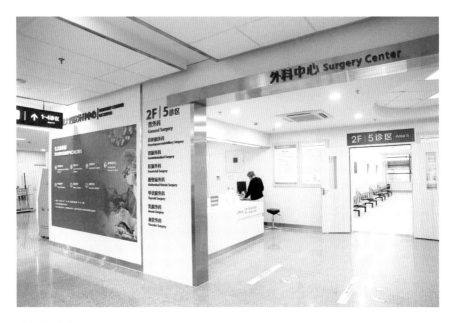

外科诊疗中心

随着医院的改造完善，门诊区域布局得到了极大的优化：门诊形成了外科诊疗中心、呼吸医学中心（肺部肿瘤中心）、妇产生殖医学中心、消化病诊疗中心、脑科中心、心血管病诊疗中心、代谢性疾病诊疗中心，并全力打造整形美容中心。

以疾病系统为依据的门诊区域布局对患者就诊大有裨益。例如，在呼吸医学中心（肺部肿瘤中心），呼吸科患者需要联合心胸外科进一步就诊时，可直接转至同一诊区看诊；在妇产生殖医学中心，孕产妇可在同一诊区完成看诊、建档建册、产前检查、产后盆底修复等流程；将消化科、普外科、肿瘤科等集中在同一诊区形成消化肿瘤中心，将神经内科、神经外科、精神科集中于一个诊区形成脑科中心，并将功能检查区移至紧邻的诊区空间，这些疾病关联性较强的专科集中分布，不仅方便患者转诊，还可以增强医生间的学科交流；同时考虑到不同学科门诊患者疾病的相关性，将专科辅助检查功能区与专科诊区毗邻，减少患者的无效走动，极大缩短患者的就诊动线，真正做到让患者少跑腿，让就诊流程变得有序、连贯、便捷。

门诊改造以来，门诊区域布局调整作为医院门诊改造的重要内容，积累了大量宝贵经验，带来了有目共睹的实效。找准依据，奋发敢做，医院在不断优化中开拓优质高效的发展新道路。

与医院"同步"的标识标牌改造

2020 年，浙大四院进行了大改造，空间环境日新月异。各处格局，尤其门诊布局更是与之前截然不同，曾经的标识标牌已经没有办法发挥准确的指引作用，全新设计的名医馆走廊，全新的装修风格，需要与之匹配的标识软装。

在学习多家医院的优秀经验后，医院开始着手标识标牌更新工作。在标识标牌定位方面，一要起到清晰明确的指引功能；二要体现高品质，具备一定的装饰功能。

浙大四院在标牌主色的选择上进行了充分的调研，最终选择蓝白色调的搭配。蓝色代表着智慧、安全、信赖，这些都契合医院的属性。蓝色和白色搭配更是清新醒目，可以起到更好的指引作用。在色值选择上，考虑到医院只有 7 年的建院经历，正如一个青春少年，最终选定的亮蓝色为浙四的主色，蓝色与白色的比例为 9.55:1。在标牌字体大小的选择上也经过多次比对调整。考虑到指示的清晰性、实用性，字体尽量放大，但又要保持与整体标牌的协调性，中英文字体按一定比例呈现，展示国际化特色。针对特殊区域，医院也采取特殊标识标牌设

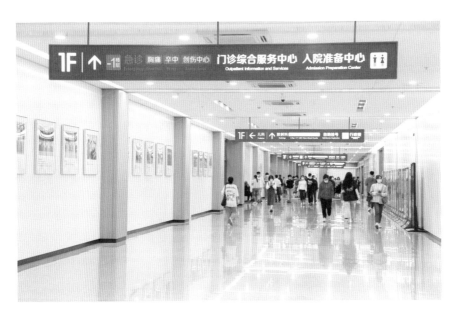

美观醒目清晰的标识标牌

计。对于急诊急救、发热门诊等采用醒目的红色标识，字体也更大；而对于国际保健中心，其设计装修风格以高级灰为主色调。此外，在材质选择上，不同区域要采用不同材质的标识标牌，什么材质更加牢靠，什么材质更耐腐蚀，都需要反复斟酌。

在反复的调整改进中，历时一年之久，共安装了近3000块标识标牌。可喜的是，在对患者的满意度调查中发现，来院人员对标识标牌的满意度明显提高，分值从2020年的80多分提高到了2021年95.71的高分，且2021年以来一直稳居95分以上。门诊区域焕然一新的改造为浙大四院的业务量快速增长提供了良好的基础。

啃下"手术室"这块硬骨头

手术室，一直以来都是医院重要的技术部门，是为病人提供手术及抢救的场所，作为一个公共支撑平台，它几乎与医院所有部门紧密相连。随着医院业务量的不断攀升，外科发展蒸蒸日上，手术室无法支撑突飞猛进的业务发展，露出了疲态，这极大影响了医院外科的发展与壮大。因此，对手术室进行管理升级、优化改造，提高手术室运行效率和质量安全，成了浙大四院快速发展时期亟须解决的问题。

然而，若要优化形如小型医院的手术室，绝非一朝一夕的工程，也绝不是一个科室凭一己之力可以完成的工作。2021年4月，医务部主任、护理部主任和手术室护士长就手术室管理问题进行优化改革。

优化布局，提速手术病人周转效率

优化手术室空间布局，是提高手术室运行效率的重要举措。一套合理的空间布局，能增强手术室的承载能力，用以支撑医院不断攀升的业务量，是手术室优化中的重要环节。于是，医院针对手术室空间布局、分区通道不合理之处，进行了全面升级。对医疗耗材/垃圾进出、医务人员动线、手术室功能与分区等都进行重新规划。

手术室护士长提出术前术后空间容量不足，手术室周转效率难以提升。针对这一问题，医院扩大了麻醉监测治疗室（PACU），从8张床位扩充到13张，大大减少了术后病人"出室"等待时间，提高病人的周转效率；同时，将术前病人等待区移到病人入口区域，格局调整，避免术前术后病人交织在一个空间，有助于缓解术前病人的紧张感，体现了对病人的人文关怀。

繁重的手术任务背后，医院也积极加大对手术室医务人员的人文关怀。在改造时，医院专门改造了医护休息室，增添了沙发、躺椅，在休息室摆放充饥的小零食、饮料、咖啡等，提供休养生息的温馨场所。

与此同时，在原有手术间紧缺状态下，增添了 3 间手术间，打破手术间少的瓶颈，同时减少术后滞留时间，明显提高手术间运转效率。

空间优化是需要大动干戈的工程。只有完成每一次的挪移，才能实现手术室的最大效益。完成空间改造之后，制约手术室效率的物理障碍得到了解决。

构建闭环，提升全流程信息管理

手术的全流程监控，是手术室精细化管理的重要手段，也是手术室管理的发展趋势。在医院数字化改革中，手术室的信息化建设势在必行。

在对信息系统的改建过程中，医院建立了一系列手术室信息系统闭环，可以监控手术全流程各环节的实时数据，评估各环节的运行效率，从而针对手术流程中产生的问题进行管理改进，实现全流程监管。

以医院首台手术划刀准时率的提高为例。提高首台手术划刀的准时率，对手术翻台率有着很大影响。医院收集手术室多个闭环信息系统里首台手术划刀时间数据，并进行比对分析，发现其中因为手术医师晚到导致手术推迟的因素占据所有因素的最大比例（44%）。因此，医务部针对问题进行了专项整改，规定医生术前必须提前半个小时到达手术室，首台划刀准时率从 53% 上升到了 81%。医院从信息系统收集到的数据中发现具体问题并进行有针对性的整改，使医院能更高效地完成对首台手术划刀率的优化，由此可见信息系统闭环的建立，为手术室管理工作提供了极为重要的数据支撑和指导。

如今，手术室已经完成了五大信息系统闭环。对于手术患者，设计完成了手术患者闭环信息系统。从患者收到手术通知开始，患者入手术间时间、手术麻醉时间、手术开始时间、手术结束时间、出室时间等全过程时间节点都可在信息系统中跟踪，后台管理者就可根据这些数据，评估手术间运行效率和管理效率，评估主刀医生专项手术能力。

完成了工勤管理闭环信息系统，对运送工人、保洁工人进行监管，在对接送病人的时间点和速度进行监测，评估工人的效率的同时，进行绩效考核。

为加强器械准备和调度管理，打造了手术室器械耗材全流程信息化管理系统。手术室器械标准化打包已投入运行，落实一患者一码，术前送到手术间；若发生术中需要临时取耗材的情况，手术室可直接发送指令到准备间，库房收到指令后安排器械工作人员将器械由机器人运送到手术间，巡回护士无须出去取拿耗材，提高术中效率，减少感染风险。

除此之外，关于病理标本的病理闭环信息系统、输血的输血闭环信息系统都已完成全程信息监控。

手术室信息化改造不是一蹴而就的工程，它需要与时俱进、持续发展。时至今日，手术室还在不断地进行信息系统的优化改造，手术室管理工作也在不断地进行转型升级。

"铸炼"人员，锻造专业协同的手术团队

高素质的手术团队是手术室安全运行的基础。只有更高素质的医疗、护理和麻醉人员，才能更好地承担保障手术病人生命安全的重责。因此，对手术室人员进行管理培训，是手术室优化中最紧要、又最烦琐的工作。

随着医院的发展，为提升外科实力，医院加大引进优秀的高年资外科医生，积极培养本土年轻的外科骨干，并将专科细分，形成了合理的外科团队生态。

手术室护理人员紧缺，护理部从外科调剂有手术室经验的优秀护理人员，使手术室护理人员从30人增添至64人，缓解了手术室人员紧缺问题。除了补充人员数量，手术室将护理人员培训工作作为重中之重。

十年树木，百年树人。手术室的培训计划，每年都会由护士长在年初制订完善，细化到季度和月度。培训内容包括基本操作、应急演练、分级演练、手术突发情况等实操演练，还有手术室规章制度培训。着重于提升全体手术室护理人员的业务应急能力、预判力思维和制度执行力，持续强化手术室护理人员综合素质。

医院为手术室设立了独立的绩效核算机制，"能者多劳、劳者多得"，通过绩效核算机制激发员工的工作积极性。结合科室考核、同事评价、综合考核等因素多方位考量，对优秀员工进行奖励，对不合格员工进行批评。奖惩结合，让制度落到实处。

麻醉科主任在科内创新性试行麻醉护士的专科化培养，将麻醉护士培养为不

仅能够协助麻醉师开展麻醉，还能帮助进行术后复苏的复合型人才。

以全面发展为目标的培训，源源不断地滋养着医疗工作者的成长，为手术室和麻醉科不断培养专业协同的高素质队伍。

质量管理，保障手术的质量与安全

手术的质量与安全关系到患者的生命安全，手术质量、手术技术水平的高低也体现了医院综合实力的高低。医院主要从手术的三个阶段多环节狠抓手术的质量安全。

术前，医务部要求重视术前讨论，尤其是三四级手术、疑难危重手术的讨论，必须有科室主任参与；详细记录对手术的评估和可能的并发症以及替代方案，并将手术相关内容告知家属，征得知情同意签字后，开具手术通知单。麻醉科需形成一套麻醉评估体系，对手术病人进行麻醉前评估。为方便患者术前评估，除麻醉医师术前访视谈话外，医院也会安排麻醉门诊评估患者，使其做到应评尽评，拦截高危，保障患者术中的安全，减少术中麻醉风险。针对术前取消手术的原因医务部也会进行分析并反馈至医疗组，力求每个手术患者都按时进行手术。

术中，重点关注手术三方核对、手术安全核查（Time out）的落实情况。若在抽查中发现主刀医生未到位、术者无手术资质等不合规情况，医院会紧急叫停，对未落实 Time out 的医疗组进行批评并扣分通报。同时加强术中巡查，重点对是否有替代方案进行核查，对术前备血及术中用血情况进行监测；形成了术中意外、重大并发症报告制度，保障了手术安全。

此外，对于麻醉超 4 小时、手术时间明显超预期的手术，医院会采取干预措施。每月对同种术式不同术者的时长与平均时长进行比较，并对术后并发症、术后感染和非计划二次手术进行监测，确保手术质量。

术后，医院要求术者认真填写术后登记表，并对其中术式名称、手术时长、用血情况、切口等级等指标进行提取分析；同时叮嘱四级手术、高龄患者、深静脉血栓防治（VTE）高危患者做好术后交接，以及围手术期术后照护和栓塞预防；对手术效果不佳、存在并发症患者，也要做好术后的沟通，避免医疗纠纷。

"治大国如烹小鲜"，手术室的任何一项流程都应"如履薄冰"，时刻防范质量安全漏洞。医院只有通过精细化管理，解决手术室问题，完成手术室优化，才能更好地推动外科发展，为高质量加速度发展打下更加坚实的基础。

精细化运营管理推动医院高质量发展

医院运营管理（hospital operations management）是以全面预算管理和业务流程管理为核心，以全成本管理和绩效管理为工具，对医院内部运营各环节的设计、计划、组织、实施、控制和评价等管理活动的总称，是对医院人、财、物、技术等核心资源进行科学配置、精细管理和有效使用的一系列管理手段和方法。

2021年6月，《国务院办公厅关于推动公立医院高质量发展的意见》指出，公立医院发展方式要从规模扩张转向提质增效，运行模式从粗放管理转向精细化管理，资源配置从注重物质要素转向更加注重人才技术要素。随着新医改不断走向深入，精细化管理对于推动公立医院高质量发展的重要性不言而喻。医院的人力资源、医疗设备、空间等资源都是有限的，如何最大化利用这些资源成为了医院运营管理的重要任务。

充分发挥绩效指挥棒作用

如何结合医疗行业特点，建立绩效考核机制，调动医务人员积极性，保证公立医院的公益性，是新医改工作中的一项重要目标。从2019年开始，浙大四院就开始这一医改探索，逐步搭建精细化的绩效考核管理体系，不断优化方案设计、过程管理、结果运用，推动绩效考核各项工作考准考实、落地落实、实干实效。

靶向精准"瞄"指标。坚持采取目标管理、量化管理、精细化管理，根据医院年度整体战略科学制订绩效考核工作方案。围绕国家监控指标和省级监控指标，深度融合医教研协同发展，构建能体现知识、技术、管理要素的绩效考评体系，以工作量为基础，以质量为导向，强化成本控制，提高综合绩效。统筹考虑医、技、护、行政管理不同类别、科室和岗位特点，建立权责相称、层级清晰、奖罚分明、具体量化、科学可行的综合考核责任体系。

量体裁衣"定"指标。根据医院整体发展战略和科室运行实际情况，医院因时施策、因地制宜，及时调整科室指标和奖励项目，实行动态管理。以新技术、新项目为例，医院设置单项奖，鼓励其结合自身学科发展前沿，引进新技术，开展新项目。待新技术、新项目成熟开展，具备转为常规技术项目条件时，及时调整绩效专项奖励。以急诊手术效能提升为例，原先时有发生因手术等台、备班人员启用时长过久、各单元环节间合作性差等急诊手术流程效能严重下降的现象。2021年，医院采取急诊手术分级管理，不同等级的手术有不同时限要求，医院设置单项奖励，动态监管急诊手术过程，对达标的急诊手术进行单项奖励，鼓励医院手术团队群策群力参与急诊手术效能提升，优化医疗资源配置，保障急诊手术质量与安全。该措施实施后，极大地调动了急诊室、麻醉科、手术室、外科医生团队的整体积极性，急诊手术的时限要求达标率较前明显提升。在实施过程中，医院结合管理目标，动态梳理急诊手术奖励清单。医院日间手术和周末手术开展同样也设置专项奖励，通过提升绩效奖励力度，手术量大幅增加。五年间，日间手术占比提升至30%。医院同时也对相应奖励手术有严格的质量控制体系，激励产能提升的同时严控医疗质量与安全。

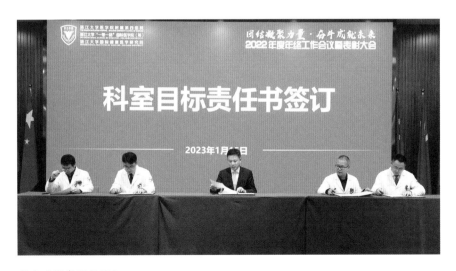

科室目标责任书签订

压实责任"考"指标。以医院战略目标作为绩效考核的总体目标，采用"自上而下"和"自下而上"相结合的方式将医院的战略和任务转化成具体的、可量化的、可操作的科室目标，细化为效率、质量、服务、成本、科研、教学等多维度的综合目标。每年与科主任签订科室综合目标管理责任书，形成月考核、季督导、年考评机制，促使科室进行精细化管理，提升科室全面发展水平，也使得科室发展与医院的定位之间实现有机融合。

构建一套目标绩效管理体系，并非一蹴而就。在探索过程中，医院不断根据国家、省市最新医改政策、医院发展战略目标和科室发展状态进行调整。以国家三级公立医院绩效考核作为指挥棒，为医院管理精准把脉，推动医院在发展方式上由规模扩张型转向质量效益型，在管理模式上由粗放的行政化管理转向全方位的绩效管理，以精细化运营推动高质量发展。

提质赋能，做大做好收入"蛋糕"

按照国家发展改革委等四部门印发的《推进医疗服务价格改革的意见》中提出的"总量控制、结构调整、有升有降、逐步到位"的要求，秉持"腾空间、调结构、保衔接"的原则，医院通过"一升二降三控"措施实现调整优化医疗收入结构，以规范医院医疗行为、构建合理收入结构，促进医疗机构持续健康发展，进一步减轻群众就医负担。

"一升"，升的是服务能力。作为新建医院，要积极思考提升服务能力的途径，要积极开展改善医疗服务的活动。例如，明确优势项目，打造卓越特色专科，形成品牌科室，并做好医院品牌科室、重点专科和特色项目的推介与推广工作，扩大知名度；积极开展义诊和移动 CT 车下乡业务，提高声誉；扩大效益性科室的市场规模，提升竞争力和影响力；推动更多专科病种开展日间手术，提升医疗资源空间和时间使用率。优化体检服务，发挥专科、亚专科特色，定制多样化、个性化方案。同时，设立运营部，建立运营分析体系，深入科室调研，结合科室基本发展现状、科室经济、科室工作流程、科室资源占有情况、患者来源、科室服务产品、技术特色分析，各类治疗项目成本及收费标准、主要竞争医院科室情况等方面的分析，挖掘潜在的学科发展点，或疏通现有专科业务运行堵点，优化资源配置，促进科室持续健康发展。

"二降"，降的是药占比和耗材占比。随着药品零加成、带量采购、医保控费、按疾病诊断相关分组（DRG）等政策的不断推出，药耗的成本属性凸显，药品耗材的合理使用显得尤为重要。药剂科着力落实"优先采购、优先供应、优先使用"国家集中带量药品采购政策，优先配备和使用国家基本药物，及时配备国谈药品；严格落实集采药品使用细则，减少使用自费药品和严禁使用非招标采购药品；严格控制丙类药品使用比例，加强抗菌药物使用管理。此外，医院建立药品专项监测机制，对全院排名靠前药品、异动药品进行定期分析，加强医院内部临床合理用药管理。医工科严格采购使用国家和省（区、市）集中采购的高值医用耗材，对国家和省（区、市）集中采购或挂网以外的医用耗材，从准入、采购招标、核价比价等环节全流程管控，采取"二次议价"方式，挤压价格空间；优先选择使用国产医用耗材，严控自费耗材使用比例。建立高值医用耗材监测机制。高值耗材采购实行多部门审核机制，经临床、医保、医务、医工、运营、分管领导等联合审核通过方可采购。为每件高值医用耗材建立唯一标识，从验货、入库、保管、使用收费、质量追溯、库存盘点到财务核销结算，全程信息跟踪，建立追溯机制，切实保障医疗安全和医院经济运行安全，从源头科学管控耗材支出。

"三控"，控的是全面预算管理、大额支出和次均费用。医院开业伊始，医院就执行全面预算管理，已形成科室、部门、医院三级预算体系和采购、结余、现金流三口径预算维度；已形成相对稳定的预算项目库，项目数量达两百余项。运营部做好大额支出的分析、监管工作，选取非收费性耗材、外包服务费、能耗费、劳务费等大额支出作为降费目标，设置百元医疗收入相关成本支出控制目标，并落实到责任部门，做好定期的监测反馈分析，结合医院实际发展情况，动态调整管控措施，松紧有度。秉持减轻群众就医负担的理念，旨在控制好门诊和住院的次均费用的增幅，运营部、计划财务部、医务部、医保医费办、医工科、药剂科等多部门联动合理控费，借鉴历史次均费用数据，结合国谈药品、药耗集采、药品双通道管理等外部政策落地情况，每年对全院、各医疗科室制定个性化次均费用指标，提出合理、明确的目标值，实行"周监测、月分析、季评估"的动态监测。通过系列措施的推出，次均费用得到了有效的"健身"，从 2016 年至 2023 年，门诊次均费用下降 15.2%，住院次均费用下降 35.4%，医疗费用不合理增长得到有效控制，群众就医体验大幅改善，群众满意度保持高位。

"省钱就是挣钱"，精细医保管理水平

自 2020 年 1 月起，浙江省启动定点医疗机构住院医疗实施总额预算管理，进入 DRG 支付管理的高效能治理新时期。医保医费办公室积极组织开展病案编

码和DRG理论知识培训，加强全院对医保结算政策的深入理解和应用，调整思路，从病种结构调整、结算盈余、收支结余中获取效益，认识到"省钱就是挣钱"。

医保DRG运营的好坏，由科室若干病组盈亏决定，特别是病例数多且医疗收入排名前几位的优势重点病组盈亏权重更大。从病组单元盈亏入手，医保医费办公室协同运营部做好正常病组、高倍率病组、低倍率病组、不能入组病组和基础病组的病例数量、费用结构和超支原因分析工作。从病组服务能力（总病例数、入组率、服务组数、三四级手术占比、微创手术和日间手术占比等）、服务效率（次均费用、费用指数、平均住院日、时间指数、药占比、耗材占比、检查检验占比、上下转诊率等）、服务质量（低风险死亡率、重症救治病例数占比、再住院率、并发症发生率、院感率、非医嘱出院率等）和医保结算（医疗总费用、医保拨付费用、总超支结余金额或比例等）多维度进行分析。通过科室包干制，加强对DRG病组超支管控。根据结算单主诊断规则，指导临床医师准确选择主诊断，并围绕医保结算清单建立编码、取值、上传三环节质控，使医生首页质量、病历质量、入组质量逐步提升。

在医院医保基金合理使用方面，医保医费办公室强化日常收费的监管检查，尤其做好"超医保限定"收费的管控管理。筑牢医保基金安全防线，以查促改，加强医保政策、医保法律法规、依法依规执业的宣教，提高医务人员诊疗水平和服务质量，不断优化和改进服务流程，全面提升医疗质量，合理使用每一分医保资金，守好老百姓的看病钱。

全面预算管理，提升可持续发展能力

"凡事预则立，不预则废。"预算是为了实现经营目标对资源的合理分配，从而让有限的资金和资源产生更好的效益。

医院逐步从注重"业务预算"转变为"全面预算"，预算编制围绕医院战略发展规划和年度计划目标，全面覆盖业务预算、收入费用预算及筹资投资预算。运营部、财务部、人力资源部、医务部、护理部等多个行政部门组成预算工作小组，通过对人、财、物、资源的全面评估，协同确定院级和科级的医疗业务目标，确定大额运行成本控制目标，确定投资规模及筹资需求。上述目标通过绩效考核落实至责任科室，工作小组定期对年度预算目标执行偏差进行反馈与纠正，强化预算约束。

以大额运行成本控制为例，卫生材料作为医院运行的成本大项，预算工作小组通过自身纵向比较、标杆医院横向比较后，科学制定了年度院级预算目标，医工科根据院级目标进一步针对重点科室制定科级目标，通过靶向制定落实措施，医院百元医疗收入消耗卫生材料（不含药品收入）从 2019 年的 35.72 元降至 2023 年的 28.96 元。

以全面预算管理为抓手，医院医疗成本费用率从 2019 年的 109.14% 降至 2023 年的 96.64%，财政拨款收入占总费用比例从 2019 年的 14.17% 降至 2023 年的 6.43%，医院自身造血能力提升的同时，也为高质量持续发展奠定了经济基础。

迈向数智化的医院后勤

////////////////////////

古语有云："兵马未动，粮草先行。"在军事行动中，后勤保障工作被视为军方极为重要的一环。后勤保障的可靠与否往往对战争的胜败起着至关重要的作用，它不仅关乎战士们的生活供给和伤员的救治，还直接影响着军队的作战能力和继续战斗力。

后勤保障工作也是医院管理工作中不可或缺的重要组成部分。医院的后勤覆盖衣、食、住、行、水、电、煤、气、冷、热等多个方面的职责，是医院正常运营的支柱，并在医院建设中扮演着至关重要的角色。作为一家新建医院，要提高医院医疗服务质量、保障医疗安全、打造良好的医疗环境，离不开医院后勤管理工作的优化和改进。

智慧转型，后勤管理智能化

子曰：工欲善其事，必先利其器。要想做好一件事，首先要准备好锋利的工具。对于医院纷繁复杂的后勤管理工作而言，一个智能化、可视化、服务化的运维管理平台正是这样一把"利器"，可以让后勤工作有条不紊地开展。

在运维工作智能化的道路上，最先实施的是医院建筑信息化。总务科将医院各个建筑平面的图纸电子化、立体化，形成一个建筑生命体。这个建筑生命体模型，成为医院后勤运维管理体系的雏形。

2021 年，医院启动建筑信息模型 (BIM) 建设，将医院设备管理功能，如电梯、

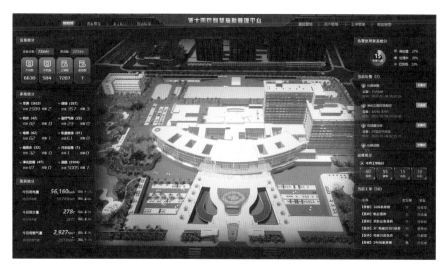

后勤BIM

锅炉、冷水机组、净化系统、纯水系统、污水系统、排水系统、轨道物流系统、医气系统、智能照明系统的信息等嵌入建筑生命体中，形成三维 BIM。相较于传统的二维图纸，管理人员可更直观地了解各系统的空间位置分布，包括管道走向及基本信息等隐蔽工程也可以通过漫游查看，实现"一览无遗"。建立如此直观的模型，不仅减轻了工作人员的工作量，也提高了管理人员的工作效率，减少了管理成本，提高了管理质量，为医院后勤管理智能转型打下了基础。

2022 年，浙大四院又在 BIM 的基础上，通过仿真模拟建筑和设备体系实际运行情况，结合物联网（IoT）、大数据等技术，以建筑、人、设备之间互联互通为目标，建设一个综合的运维管理平台。通过这个运维管理平台，管理人员可以从一个驾驶舱中实时看到设备的运行、管理、能耗等数据，实现对医院设备的全方位监控。在系统监测到故障报警或实时消息时，会主动推送信息至运维人员的电脑和移动设备，做到及时准确地传达报警信息。

目前，医院已完成环境监控系统、全楼层公共区域照明系统、空调系统，电梯系统、净化系统的接入，完成对水、电、气等能耗数据的监控和收集。各个系统都可实现报警功能，通过报警定位功能使管理人员第一时间了解现场设备故障情况，快速地给出有针对性的维修方案，不断提升医院建筑设备的整体监控能力。

医院通过数据采集进行多维统计分析，形成有效的能耗统计报表和能耗对比分析报表，制定节能降耗优化方案，提供更优更合理的运行策略。这样优良的能耗控制模式和高效的运维响应机制，使医院能用更低的运营成本获得更高的社会效益。

展望未来，随着医院后勤服务需求不断多元化、后勤建设不断智能化，以信息化带动后勤精细化管理必将成为发展趋势。浙大四院对 BIM 运维管理平台的基础性建设，也将为后续后勤管理智能化发展打下良好的基础。

助力内控，构建采购资产一体化管理模式

后勤提供"粮草"保障工作，对医院来说，"粮草"是药品、试剂、医用耗材、仪器设备、工程、维修、维保等方面的代称。然而，这其中的每一项获得都需要通过一项重要的医院经济活动——采购来完成。对于医院后勤管理而言，医院几乎所有的货物、服务获得均需通过规范的采购来实现。采购行为与医院资产管理密不可分，是医院管理中极为重要的一环。

随着医院医疗业务的不断发展，采购规模也逐渐扩大，传统的医院采购模式也开始暴露出缺少持续发展能力等问题。在国家推行公立医院采购"放管服"改革的大背景下，如何拿捏好"放"与"管"之间的平衡，也成为医院亟待解决的采购管理问题。

浙大四院在医院信息化建设及采购改革的引领下，着力建设从预算到资产入库的采购资产一体化管理系统。

采购资产一体化管理系统依托信息平台，建立以内控管理为核心的包括预算、采购、合同、验收支付、资产管理的全生命周期管理平台。确保采购程序依法合规、医院资金合理使用、采购合同有效执行，同时也可本着为临床服务的宗旨，实现省时省力的一站式服务。

2022 年 5 月 1 日系统正式上线。该系统将预算、采购、合同、验收支付、资产管理等各环节相互衔接形成闭环管理。解决以往采购模式存在的"多个信息孤岛、数据难以打通"难题，实现了模块与模块之间的衔接，让数据贯通从始至终，实现资产采购全生命周期留痕，使医院财务部门全程掌握资金使用，医院审计部门全程监控流程规范情况。

同时，总务科进一步优化服务功能，设置了采购和合同的管理标准。将货物、服务和工程的招标采购文件和合同模板嵌入流程中，避免了招标采购文件编制不全面和合同多头编制不规范所致的法律风险。此外，医院在采购验收后续衔接方面又进行了大量管理创新：在资产管理模块建立了实名制、定期自查、全程可追

溯的长效机制，堵住了虚假采购和资产流失两大管理风险缺口；在资产管理模块增添闲置资产调剂平台，各部门可将名下闲置资产纳入该平台，总务科按需统一调配，使医院资产利用率最大化。

随着采购资产一体化管理系统的不断优化，未来医院在实现"采购不见面、报销零跑腿"的基础上，也将引入电子卖场（线上竞价与比价）、供应商考核管理、合同监控管理等功能模块。通过管理业务的全流程电子化覆盖，将"放"与"管"相结合，建立供应商实名认证和信用体系，实行同行采购单位共享互认的"红黄牌"机制，进一步有效降低采购履约风险。

医院紧扣"深改"主题，深化"放管服"改革，持续响应"三位一体"新机制，构建更加公开透明、高效便捷的采购资产一体化信息管理平台，更好地为"三位一体"各项工作服务，助力学校"双一流"建设。

餐饮革命，自主经营下的精细化管理

民以食为天。医院膳食科，既是直接服务患者和员工的后勤保障部门，又是一个独立经营核算单位，兼顾保障性和经营性特点，包括了职工食堂、营养食堂、咖啡吧等相对独立的运行体，功能和定位明确。医院膳食这几年的发展变化，就是刀刃向内，勇于自我革命的鲜活案例。膳食科围绕经营模式改变、场地改造、满意度专项整改等，开展了大量工作，成效显著。

最初，为解决好员工、患者及家属"吃好饭"的问题，医院通过了多种管理模式的努力尝试，但收效甚微。2014年启用托管模式，但浪费和亏损日益加重，2019年创新探索第三方全外包模式，可合作方成本管控的同时，服务和保障无法及时跟上。直到2021年的春天，基于种种模式的痛点，医院大胆创新，以化被动为主动的方式开启了食堂自主经营的篇章。这是一个全新的开始，面临了巨大的挑战和诸多的困难。膳食团队经过3年的自营探索，不断提升管理和服务水平，逐步走出了自己的道路，营造了"浙四膳食"的品牌和文化，不断在纵深发展精细管理中努力前行。

构建安全生产"一张网"。食堂是为医院员工及患者、陪护家属提供食物的主要场所，食堂管理是否到位直接关系到食品安全和就餐人员的安全。食堂安全主要体现在四个方面：食品安全、消防安全、燃气安全和设施设备安全。膳食科实行全流程管理，建立食品安全监督机制，开展"明厨亮灶"工程，一、二楼食堂共有65个摄像头，开放式透明化全方位监督管理。2020年至2022年的两年时

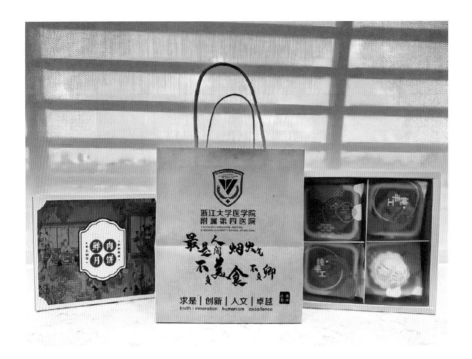

膳食科第一次"自制中秋月饼"

间里，一、二楼食堂分阶段改造，构建安全舒适的就餐环境。安装燃气报警系统、厨房灭火系统，全员全覆盖消防演练和培训，不断强化安全管理。"三类人"管理体系和各小组各区域管理责任体系高度融合，提高浙大四院食堂生产安全保障水平。

提升以人为本"两个度"。以员工、患者为中心，引入多元化餐饮服务，将服务员工和患者餐饮满意度作为出发点和立足点。深化营养食堂营养餐改革，从"四无"到"四有"（有菜单、有选择、有床边、有增值），已实现满意度75%的目标，正向80%冲刺。职工食堂始终坚持产品与服务两个立足点，前往浙江大学和省内先进同行学习考察，不断创新和丰富员工选择，小炒、麻辣烫、盖浇饭、西点房、杭州面馆、浙四咖啡等，新产品新业务层出不穷；以节庆活动为抓手，把员工和患者当成自家人，"两个满意度"逐年升高。

建设智慧餐饮"三服务"。服务医院，引入智慧化采供平台，将"物联网"管理体系嵌入食堂采供全流程，严苛采购验收管理，从厨师开单到供应商接单，从原材料验收到财务对账结算，实现全流程化实时监控采供验收管理体系，随时图文追溯，构建食品安全防护和廉洁风险防控体系。服务员工，2020年，通过智

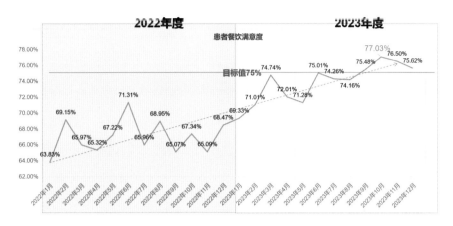

餐饮改革，患者餐饮满意度持续提升

慧餐饮系统建设，极大便利了医院广大职工，由原来的人工结算到芯片识别，结算效率提高 3 倍，让"排长队"消失的同时大大降低了出错率；顺应时代发展，采用多元化支付手段，支持刷卡、刷码，尝试"靠脸吃饭"的刷脸技术，让员工省心又便捷。服务患者，引入患者营养点餐系统，在庞大繁杂的患者餐饮服务工作中，医院信息化进一步跟进，住院患者在线订餐统一管理，构建具有信息录入、定制营养菜谱、预定点餐等多功能智慧食堂服务系统，进一步提高患者餐饮服务效能。

浙大四院自营食堂已逐步走上正轨，用汗水和微笑塑造"浙四膳食"品牌与文化，同时在持续学习中向纵深发展，不断创新，以求是的精神和人文的服务勇于自我革命，不断追求卓越。

三支队伍，打造平安医院

医院安保管理工作包含了消防安全管理、危化品管理、交通门岗管理、治安管理等多个方面，是医院后勤管理中至关重要的一环。安保工作的最终目标是保障医院医疗活动安全进行，制定科学合理的风险防范措施，有效打击医院内部存在的各种违法犯罪活动，最大程度降低灾害事故和各类案件发生的概率，减少医院的经济损失，促进医院医疗活动顺利、稳定开展。在医院整体安全体系要求下，建立高效稳定的安保组织架构势在必行。

医院安保管理架构参照军队的管理建制，分为队长、副队长、小队长和班长四个层级，并根据医院的功能布局如病区、门诊、急诊、发热门诊等不同部门进

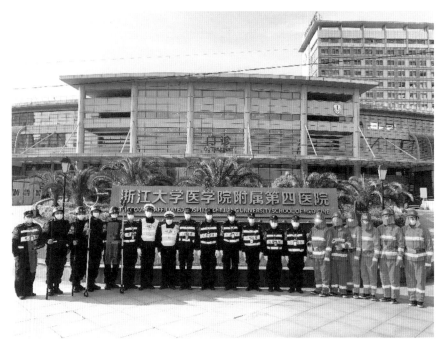

三支队伍专项训练

行分工，层层分布，并配以相应的网格。尤其对于高层病区，实施立体化网格管理，医院在 9 层和负一层设置一个配套有保安力量和消防安防应急设备的网格。此外，医院重点打造三支队伍。

交通门岗队伍。医院交通门岗队伍主要负责医院交通疏导与安全保障，突发事件处理以及与交警联动。院内引导车辆有序通行，避免交通拥堵，减少交通事故，并确保急救车等紧急车辆畅通无阻；院外，与街道城建办、交警中队、社区办公室协作，共同维护医院周边交通秩序和安全。医院设有 24 个交通门岗岗位，通过院内外分工协作，有效配合，医院周边交通通行效率得到显著提升，排队车辆减少，保障了患者、访客和员工的交通安全。

消防安全队伍。医院消防安全队伍主要负责医院消防设施维护、消防宣传培训与应急演练、督促消防检查与整改、应急处置等。每年组织开展 2 场全院性消防演练，50 多场科室培训与演练，覆盖全院员工 2 轮以上，并利用医院滚动屏、电梯内小屏幕、立屏等不间断进行消防宣传，制作应知应会宣传单 4000 余份。每周进行随机"135"拉练，微型消防站人员年均拉练 90 多场，提升消防处置能力，特别是基于医院微型消防站，全院区域一旦有消防报警，微站人员会在 3 分钟内携带应急装备到达现场，展升救援。

楼宇安保队伍。随着医院的快速发展，医院安防压力也随之增加，为了提升医院治安水平，确保第一时间反应，医院组建了楼宇安保队伍，成员都是精挑细选，由退伍军人和有散打、跆拳道功底的人员组成。在市相关部门大力支持下，每年组织2场全院性反恐防暴演练，每月组织保安演练1次，并组织日常训练和演练，以确保第一时间响应，保障医院内部秩序和安全。

为保证安保队伍时刻都有战斗力，医院制订了相关训演计划，成效明显。消防安全队伍特别是微站出警时间大幅缩减，从3分钟缩减至2分40秒，确保发生火警时可第一时间精准到达着火点。楼宇安保队伍通过精诚合作，智能调度，持续拉练，能确保按下一键报警迅速到达现场处置。交通门岗队伍通过不断培训，提升沟通技巧、指挥方式方法，使院内交通堵塞投诉率降低了50%。

三支队伍犹如安保力量的三把利剑，快速响应，冲锋陷阵，正所谓"兵无常形，水无常势"，保安队伍就像水一样，根据地势，改变自己的形态，及时补位，动态调整，哪里需要就出现在哪里，为医院的安全保驾护航，确保医院稳定高效运行。

一流的医院需要一流的技术，一流的医院同样需要一流的基建和后勤保障。后勤管理是一门学问。在新时代的要求下，医院后勤开启了新征程。随着信息化发展、智能化改革在医院后勤管理方面的开展，医院后勤管理不断开创全新的发展局面。作为一家新兴医院，要勇立时代潮头，把握时代风向，从医院需求出发，持续更新后勤管理模式，打造一条可持续发展的后勤管理创新之路。

小 结

　　"没有什么永恒的东西，一切都在变化，一切都在发展。"医院管理的过程就是一个以问题为导向，不断求新求变的过程。浙大四院打破固有的管理架构，探索一个党委领导下的"三院一体"发展模式；从患者视角出发，通过解决患者就诊中的难点痛点问题，大刀阔斧地进行门诊布局和流程改造；以手术室等发展中的瓶颈环节为突破口，管理部门入驻手术室"沉浸式"寻找问题并解决问题；多部门协同发力，以重点指标、重点科室、重点项目为抓手，构建更加精细的运营体系。从现代管理理论角度，目标、计划、执行和监督构成管理"四要素"，视为管理的核心。结合浙大四院的管理实践，以问题导向找准目标，以创新变革的思路制订计划，以多部门协同推进执行，最后以精细化管理强化监督考核。从粗放式管理向精细化管理转变的过程中，各种新格局、新流程、新模式不断展开，管理创新的成效也不断呈现。医院服务量迅速上升，美誉度不断提高，医院综合实力持续增强。精细化管理，已经成为医院高质量发展道路上的重要保障。

后 记

文以载道，医以济世。

医院是医疗服务的主体，承担着护佑人民生命健康的重任，也肩负着未来医学发展的使命。作为一家从 2014 年开业至今仅 10 年的医院，浙大四院是年轻而鲜活的，它有着蓬勃向上的生命力，踏朝阳而来，谱慷慨长歌。

本书从现代医院管理的角度审视这家年轻医院发展的全貌，既是广大医疗同仁了解浙大四院科学有效管理的工具书，又是浙大四院员工了解医院精神和文化的指南，还为医院管理者更好践行"求是、创新、人文、卓越"的核心价值观提供了模板，对未来医院建设发展具有重要的借鉴意义。

在本书编纂期间，我们采访了几十位医院的医生、护士、职工，脚踏实地走遍了医院的各个角落，对浙大四院的管理理念、文化内涵和医院运行管理制度进行了较为深入的梳理，力图勾勒出浙大四院这家年轻医院在短短数年之间，从无到有、拼搏奋进，取得一系列丰硕成果背后的故事。

本书由浙大四院党政综合办公室策划，写作班子收集资料，深入分析，爬罗剔抉，严谨写作，医院各职能部门和科室积极配合，院领导高度重视，全院职工群策群力，添砖加瓦，收获了大量实践管理经验。其间，经过多次讨论，几易其稿，至今日终于定稿付梓，过程虽不易，然觉意义甚著。

本书乃引玉之砖，见一叶而知秋，以小窥大。科学和有效的管理，是医院保证医疗质量和服务效率的重要基础，是医院在日新月异的发展环境中求得长期生存和良性发展的重要保障。在医疗卫生体制不断深化改革的大背景之下，作为一家新建医院，在升级与发展中更要精益求精，将浙大传统发扬光大，更要胸怀世界，站在深厚文化积淀的基础上融入世界最先进的医院管理理念，赓续浙大精神血脉，为新的征程注入持久的动力。

在本书出版之际，我们衷心感谢医院领导对本书的精心指导和大力支持，感谢医院各个部门和科室的积极配合与帮助，感谢杭州晓钟文化策划有限公司陈钦周、沈邱雅、何琳、尤艳艳、顾盛华等编辑的策划支持。

由于水平有限，疏漏错误在所难免，恳请广大读者和医疗同仁专家们批评指正。

望浙大四院在高质量发展之路上，更上层楼，再铸辉煌。

幸甚至哉，是以为记。

本书编委会

2024 年 9 月